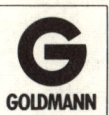

GOLDMANN

BEATE HELM

Die Heilkräfte der Kalifornischen Blütenessenzen

GOLDMANN VERLAG

Umwelthinweis:
Alle bedruckten Materialien dieses Taschenbuches
sind chlorfrei und umweltschonend.

Der Goldmann Verlag
ist ein Unternehmen der Verlagsgruppe Bertelsmann

Vollständige Taschenbuchausgabe November 1995
© 1990 Aquamarin Verlag, Grafing
Umschlaggestaltung: Design Team München
Druck: Presse-Druck, Augsburg
Verlagsnummer: 13901
Ba · Herstellung: Stefan Hansen
Made in Germany
ISBN 3-442-13901-5

1 3 5 7 9 10 8 6 4 2

Inhalt

I.

Die Blütentherapie

Der Ursprung der Blütentherapie liegt bei Dr. Edward Bach (1886–1936), einem Londoner Arzt, der 1930 beschloß, seine gutgehende Praxis aufzugeben, um sich ausschließlich auf die Suche nach einer Heilmethode zu begeben, die sich durch Einfachheit und vollkommene Naturverbundenheit auszeichnen sollte. Schon Bach war der Ansicht, daß organische Erkrankungen nicht als unverständliche Schicksalsschläge zu verstehen sind, sondern eine Botschaft unserer Seele darstellen, die uns zeigen soll, daß wir nicht im Einklang schwingen mit unserem inneren Wesen und der eigentlichen Aufgabe, die dieses Leben an uns stellt. Jeder Mensch hat ein bestimmtes Potential an geistigen Fähigkeiten und emotionalen Energien mitbekommen, um diese, als Verkörperung der Absichten unserer Seele, dem unsterblichen Teil in uns, zu entwickeln und in sein Leben und das seiner Mitmenschen einfließen zu lassen. Er betrachtet den einzelnen nicht als abgegrenztes Wesen, sondern erkennt das Eingebettetsein in das Ganze und die Verbundenheit zwischen allem Lebendigen in dieser Welt. Dies erklärt auch, warum die Selbstentfaltung nicht nur eine Sache des einzelnen ist. Wir entwickeln unsere Fähigkeiten um unserer selbst, aber auch um des Einklangs mit der gesamten Existenz willen, was die Verantwortung, die wir tragen, noch erhöht. Werden diese angelegten Energiepotentiale im geistigen und emotionalen Bereich wahrgenommen und immer weiter ausgebaut, so befinden wir uns in Harmonie mit dem kosmischen, uns umgebenden Lebensstrom, werden unserer Aufgabe gerecht und können uns entsprechend glücklich, versorgt und geborgen fühlen. Damit ist nicht gemeint, daß nicht auch traurige und ärgerliche Situationen erlebt, verarbeitet und als Möglichkeiten für unseren ständigen Lernprozeß erkannt werden müssen. Es bedeutet lediglich, daß eine vollständige Verbindung mit unserem innersten Kern (der Seele) Voraussetzung ist für Selbstentfaltung, Gesundheit und die Fähigkeit, sich in der Gemeinschaft einzubringen und mit seinen Fähigkeiten zu engagieren. Kommt es jedoch soweit, daß wir uns mit unserer Persönlichkeit, die die Materialisation der Seele in diesem Leben darstellt, identifizieren und der Illusion verfallen, ein abgetrenntes Einzelwesen zu sein, das mit dem Rest der Welt nichts weiter zu tun hat und sich rein nach seinen selbstgesetzten begrenzten und beschränkten Denkmustern und Vorstellungen ausrichtet, so bleibt dem unsterblichen Teil in uns, der die energetische Verbindung zu dem Ganzen herstellt und bedeutet, letztlich nur noch die Wahl der geistig-emotionalen und anschließend der körperlichen Krankheit, um uns wachzurütteln und mit diesem letzten zur Verfügung stehenden Mittel auf den Mißstand in unserem Inneren durch die Abwendung von unserem wahren Sein aufmerksam zu machen. Aus diesem Ansatz der Grunderhaltung und Heilung durch die Entwicklung des innewohnenden Potentials und der Erkenntnis heraus, daß eine energetische Verbindung zwischen allem Lebendigen besteht, kam Dr. Bach zu dem Schluß, daß in der Natur Pflanzen existieren müßten, die von ihrer Schwingung her genau den einzelnen Charakter-Energiepotentialen des Menschen entsprechen und diese von daher positiv beeinflussen könnten. Wenn man nun durch schlechte Erfahrungen und Unbewußtheit mehr seinen Ängsten und alten Gewohnheiten folgt, anstatt auf seine innere Stimme zu hören und sich auf Unternehmungen, neue Beziehungen, berufliche Veränderungen etc. einzulassen, die für die eigene Selbstentfaltung unumgänglich sind, so wird das entsprechende Potential nicht bewußt gemacht und ausgelebt, sondern unterdrückt oder wegrationalisiert. Man folgt nicht der vorgegebenen Richtung, noch fließt man mit der dafür zur Verfügung stehenden Energie, sondern mobilisiert seine Kraft, um den inneren Impulsen Widerstand zu leisten und sich gegen eine Weiterentwicklung zu sperren.

Nun existiert in der Schöpfung eine Pflanze, die der feinstofflichen Schwingung des verdrängten Potentials in ihrer Energiefrequenz entspricht, die diese jedoch in positiver, harmonischer Weise in sich trägt und verbreiten kann. Kommt deren positive Energie mit dem ursprünglich ebenso positiv angelegten, inzwischen jedoch unterdrückten Grundpotential des Menschen in Berührung, so wird dieses von der Harmonie der Pflanzenessenz praktisch „überwältigt" und solange energetisch überflutet, bis es selbst wieder in seiner natürlichen, positiven Weise schwingt und stärker als die ihm entgegengesetzten Widerstände ist. Es werden also keine künstlichen Charaktereigenschaften durch Außeneinfluß geschaffen, sondern einfach die ursprünglichen Fähigkeiten, Denkweisen und Gefühle bestärkt und wieder als Teile des wahren Wesens erkannt und ins Bewußtsein integriert. Es findet eine Rückführung zu dem angelegten Grundpotential und eine Hinführung zu noch nicht erkannten Fähigkeiten und inneren Werten statt, indem man sich die Natur und die Verbindung innerhalb der Natur zu Nutzen macht. Ein einfaches Beispiel: Es kommt eine Person mit dem Potential einer starken Willenskraft auf die Welt und erfährt häufig eine Unterdrückung dieser Energie durch Eltern, Lehrer und andere Autoritätspersonen. Aus diesen Erfahrungen lernt sie, daß ihr der starke Wille oft Ärger bereitet und beschließt unterbewußt, diesen immer weniger zum Einsatz zu bringen, mit der Folge, daß ihre Fähigkeit, sich selbst zu behaupten, mehr und mehr verschüttet wird. So läßt sie sich von außen bestimmen, anstatt ihre Interessen zu vertreten. Die entsprechende Blütenessenz kann nun den Kontakt mit der Schwingung der ursprünglichen Willenskraft aufnehmen und diese auf ein höheres, harmonisches Energieniveau heben, so daß sie wieder gefühlt, gespürt und ausgelebt werden kann.

Bach fand nun für achtunddreißig Grundpotentiale des menschlichen Handelns, Denkens und Fühlens auf intuitivem Wege die entsprechenden achtunddreißig Pflanzen, die aufgrund ihrer positiven Schwingung diese Potentiale wieder in den Urzustand zurückführen können. Er schuf ganz bestimmte Voraussetzungen, unter denen die Blüten dieser Pflanzen gepflückt werden müssen. Sie dürfen nicht mit der bloßen Hand berührt werden, sondern es muß als Schutz ein Blatt zwischen die beiden Finger genommen werden. Am besten und vollkommensten entfaltet sich die Essenz, wenn die Pflanze in ihrer vollen Blüte steht und bestimmte Wetterbedingungen erfüllt sind. Blühen die Pflanzen im Sommer, so werden die Blüten in Quellwasser gegeben und dieses der Sonne ausgesetzt. Somit geht die Essenz in das Quellwasser über und kann durch die Mischung mit Alkohol unbegrenzt haltbar gemacht werden (Sonnenmethode). Steht die Pflanze schon vor dem Sommer in ihrer vollen Blüte, so wird die Blüte im Quellwasser ausgekocht und gefiltert und die Essenz danach mit Alkohol zusammengebracht (Kochmethode). Diese Blütenessenz wird in die sogenannten „stock-bottles" (Vorratsfläschchen) abgefüllt, aus denen wenige Tropfen zu einer Alkohol-Wasser-Mischung gegeben werden, bevor sie eingenommen werden. Über die genaue Mischung und die Dosierung siehe Seite 173. Bach hat die Auswahl seiner Charakterpotentiale und der entsprechenden Blüten anfang der dreißiger Jahre gewählt und gefunden und deckt, passend zu dieser Zeit, die grundsätzlichen Charaktereigenschaften des Menschen ab. Es ging ihm in erster Linie um die Krankheitsvorbeugung auf feinstofflicher Ebene und die Unterstützung des Heilungsprozesses durch Einsicht in die Hintergründe der Erkrankung und die daraus resultierende Veränderung im Lebensstil und dem Verhalten. Für ihn gab es keine Heilung von außen, sondern die Erweckung der Selbstheilungskräfte durch Innenschau, Bewußtwerdung der Krankheitsursache und der individuellen Aufgabe im Leben. Es war ihm gelungen, eine Methode zu finden, die den Zusammenhang zwischen geistig-emotionalem Zustand und dem Gesundheitsgrad, in dem sich der einzelne befindet, herauszustellen und bewußtwerden zu lassen. Der Hauptgedanke galt der Gesunderhaltung und Heilung durch eine Gesundung des Innenlebens und durch das Fließen mit der Intuition, die Zeichen setzt, welche Eigenschaften es für die Persönlichkeit im Sinne der Seele zu verwirklichen gilt. Für ihn war die Harmonie im Zuge der Selbstentfaltung der Garant für Gesundheit und die Voraussetzung, um wieder gesund werden zu können. – Seit 1978 werden nun in Kalifornien weitere Studien über Blütenessenzen betrieben. Man hatte dort lange die Bach-Blütenessenzen eingenommen und ihre Wirkung gespürt. Nun gelangte man zu der Überzeugung, daß noch weitere Pflanzen über diese Fähigkeiten verfügen müßten. Es wurden nach und nach insgesamt zweiundsiebzig Blütenessenzen gefunden, die in ihrer Thematik noch wesentlich mehr auf die heute aktuellen Probleme und inneren Kämpfe eingehen, als es bei den Bach-Blüten der damaligen Zeit der Fall war. Es werden zum Teil auch ähnliche Seelenzustände wie in der Bach-Sammlung angesprochen, jedoch in starkem Maße auf das Bedürfnis nach innerem Wachstum und spiritueller Weiterentwicklung Bezug genommen und die allgemeine Lebenssituation in der heutigen Zeit in Betracht gezogen.

Auch diese Blütenessenzen werden mit ausgesprochener Sorgfalt und unter ganz bestimmten äußeren Bedingungen wie Tageszeit, Mondstand etc. gesammelt. Ebenso wie bei den Bach-Blüten wird die Ur-Essenz in Wasser gewonnen und durch Zugabe von Alkohol potenziert und haltbar gemacht. Die Verwendung der Blütenessenzen geht über die Einnahme hinaus und wird, ebenso wie bestimmten Bach-Essenzen, auch zum äußerlichen Gebrauch empfohlen. Sie können in Salben gemischt, als Blütenessenz-Öle oder z. B. auch als Badezusatz eingesetzt werden. Eine wichtige Grundlage für die äußere Anwendung ist die „Self-Heal-Creme", die in besonderem Maße die Selbstheilungskräfte motiviert und mit weiteren, individuell gewählten Blütenessenzen verstärkt werden kann. –

Es ist sehr wichtig, zu erkennen und sich stets neu in Erinnerung zu rufen, daß die Anwendung der Blütenessenzen nicht die Arbeit an sich selbst vollkommen ersetzen oder zu Bequemlichkeit führen soll. Auch soll die Natur nicht für sich allein tätig werden.

Der Blütentherapie kommt die Aufgabe zu, uns in der ehrlichen und ernsthaften Bemühung um Selbstentfaltung und inneres Wachstum zu unterstützen und da anzusetzen, wo die inneren Widerstände und die alten Gewohnheiten stärker sind als die Bereitschaft, unser Tun und Handeln auf unsere Intuition, dem Sprachrohr der Seele, auszurichten. Sie hilft uns, der immer stärker werdenden Selbstentfremdung und Außenorientiertheit bewußt zu werden, die deshalb entsteht, weil uns die Anerkennung von außen als Ersatz für Selbstakzeptanz und Selbstliebe wichtiger ist, als die wahre innere Kraft und die Fähigkeiten unserer eigentlichen Natur zu erforschen und zu entdecken. Sie unterstützt uns auf dem Weg, auf dem es zu lernen gilt, daß wir aus den Abhängigkeiten des Kleinkindes herausgewachsen und auf allen Ebenen alleine lebensfähig und unabhängig sind. Sie läßt uns bewußt wahrnehmen, daß Liebe und Verantwortung nicht nur uns selbst, sondern auch den Menschen in unserer Umgebung und der gesamten Schöpfung entgegengebracht werden kann und muß. Dies soll keinen „Keep-smiling-Anspruch" bedeuten, denn es gibt auch Blütenessenzen, die es uns ermöglichen, mit den als negativ erachteten Energien tiefen Kontakt aufzunehmen und diese in unser Bewußtsein zu integrieren und damit zu verwandeln. Mit Hilfe der Blütentherapie kann die Energie, die durch die innere Zerrissenheit zwischen unserer selbstbegrenzenden Persönlichkeit und unserer Seele verschwendet wird, ins Fließen kommen und den Weg gehen, der im Sinne unseres Wachstums und dem der Allgemeinheit ansteht und notwendig ist. In unserer momentanen Situation ist nicht mehr die Zeit, uns auf dem normgemäßen, niederen Energieniveau zu bewegen und bei Unwohlsein solange zu warten, bis sich „endlich" körperliche Symptome zeigen, die uns als Wink mit dem Zaunpfahl auf die falsche Lebensweise aufmerksam machen sollen. Es ist vielmehr unumgänglich, schon in gesundem Zustand an der eigenen Weiterentwicklung, Bewußtseinserweiterung und Entfaltung zu arbeiten und unsere Energie für einen Fortschritt in bezug auf Menschlichkeit und Gesundung der Gesellschaft zu verwenden, anstatt an penetranter Selbstverurteilung und rein materieller Sichtweise festzuhalten, die unweigerlich letzten Endes zu körperlicher Krankheit führen muß. Die Blütentherapie ist eine der feinstofflichen Heilweisen, die schon auf mentaler und emotionaler Ebene zu Harmonisierung und Ganzheit verhelfen kann und nicht erst abwartet, bis sich die ersten Krankheitssymptome eingestellt haben, denen man in seiner Unbewußtheit dann verwundert, verständnislos und ärgerlich gegenübersteht. Dies soll keine Wertung sein, sondern erkennen lassen, wie wenig sich die meisten um ein tieferes Verständnis zwischen Krankheit und Lebensweise bemühen und die Einsicht erweitern für die Notwendigkeit, sich ihres wahren geistigen und gefühlsmäßigen Potentials bewußt zu werden und daraus zu schöpfen.

Um die Wirkungsebene dieser natürlichen Heilmethode besser begreifbar zu machen, wird im folgenden der Aufbau des feinstofflichen Körpers genauer erklärt.

II.
Einführung in die feinstoffliche Welt

Der spirituelle Körper

Stellen wir uns das Universum als Ansammlung von in verschiedenen Frequenzen schwingenden Energiefeldern vor, so ist auch jedes menschliche Wesen die Manifestation einer solchen Schwingung, nämlich einer Seele, die den göttlichen, unsterblichen Teil in jedem von uns darstellt. Sie enthält die Erfahrungen und Erkenntnisse, die wir in früheren Inkarnationen gesammelt haben. Sie schwingt in einer sehr hohen und deshalb unverdichteten Energiefrequenz, und von ihr geht die Entscheidung aus, welchen neuen Lernprozessen im Zuge unserer individuellen Entwicklung wir uns unterziehen, und welche Aufgaben wir als Teil innerhalb des großen Ganzen in unserer nächsten Inkarnation übernehmen wollen. Davon ausgehend "wählt" sie sich eine entsprechende Lebenssituation, also Eltern, Geschwister, Partner, Kinder etc. aus, in der diese Weiterentwicklung am besten stattfinden kann, und wird, in einem physischen Körper manifestiert, eine Geburt genau in diese Situation bewirken.

Dies zeigt schon an, daß wir selbst die vollkommene Verantwortung für unser Leben übernehmen und tragen müssen. Wir haben uns selbst für bestimmte Schwierigkeiten entschieden, um an ihnen zu wachsen und mit ihrer Hilfe unseren Entwicklungsprozeß voranzutreiben. Dies sollten wir ganz fest in unserem Bewußtsein verankern, anstatt die uns mitgegebene Energie dafür zu nutzen, die Ursache solcher Situationen auf die Außenwelt zu projizieren und gegen diese anzukämpfen. Jedes Ereignis in unserem Leben ist ursprünglich von unserer Seele selbst beschlossen worden und kann auch nur mit voller Selbstverantwortung und tiefer Dankbarkeit betrachtet und angenommen werden. Diese Seele, unser spiritueller Körper, schwingt um unser ganzes feinstoffliches Energiefeld, bezieht ihre Nahrung direkt aus der universellen, göttlichen Quelle und versorgt unser ganzes Wesen, das sie durchdringt, mit dieser Energie. Sie manifestiert sich durch Herabsetzung der Schwingungsfrequenz in immer niedrigeren Bereichen, so daß die Energie sich mehr und mehr verdichtet und sich letztendlich in Form des physischen Körpers materialisiert. Der göttlich-spirituelle Anteil in uns besteht dabei in besonders engem Kontakt zum Mentalkörper, der dessen Impulse aufnimmt, dadurch in Schwingung gerät und diese Vibration als Eingebung und Intuition in unserem Bewußtsein verankert. Auf diese Weise können wir in ständigem Kontakt mit unserem höheren Selbst stehen und erfahren, welche Denkweisen, Gefühlsregungen und Handlungen für uns und das Ganze nützlich sind, um individuelles und soziales Wachstum anzuregen und zu erreichen.

Der Mentalkörper

Der Mentalkörper schwingt zwischen dem spirituellen und dem Astralkörper. Er kann durch diese beiden Körper stimuliert und geprägt oder durch fremdes Gedankengut anderer Menschen beeinflußt werden. Er enthält unsere Denkweise, unsere Wertvorstellungen und die Meinungen über uns selbst und unser Umfeld. Wird er mehr vom Astralkörper beeinflußt, so ergibt sich daraus unser verbales Denken, unsere inneren Dialoge und eine Konzentration auf materielle und gefühlsmäßige Thematiken. Eine Überschwemmung aus dem emotionalen und körperlichen

Bereich führt zu Vernebelung, Unklarheit in Entscheidungen und ein Steckenbleiben in Sicherheitsdenken und Verhaftung in der materiellen Welt. Die Gedanken beschäftigen sich in erster Linie mit Überlebenskämpfen einerseits und Annehmlichkeiten im körperlichen, sexuellen und materiellen Leben andererseits. Eine verstärkte Beeinflussung durch unsere Gefühlswelt erschwert es sehr, in die spirituelle Welt und höhere Bewußtseinsstufen vorzudringen. Der Kontakt zu unserer Seele ist blockiert, und wir können ihre Impulse nicht mehr aufnehmen und in Form wahrer Selbstverwirklichung in unserem Leben umsetzen. Üben wir uns jedoch in Meditation und schaffen so einen Raum innerer Stille und Aufnahmebereitschaft, werden wir offen für diese Eingebungen und können unsere innere Stimme immer lauter hören. Die innige Verbindung zu unserer Seele erübrigt lange Überlegungen und Entscheidungsprozesse, die die Folge der materiell-emotionalen Einwirkung auf den Mentalkörper sind, der in diesem Fall nur noch auf rein intellektueller Ebene arbeiten kann. Sind wir in Kontakt mit unserem höheren Selbst, können wir spontan und in vollem Einklang mit unserem Lebensweg und unserer Aufgabe handeln und reagieren. Eine weitere Möglichkeit, den Kontakt zwischen Mental- und spirituellem Körper zu stören und zu erschweren, liegt in der Aufnahme fremden Gedankenguts aus unserer Umgebung. Es ist daher sehr wichtig, Bewußtsein in unsere prägenden Denkweisen, Prinzipien und Vorstellungen zu bringen. Sind sie wirklich Ausdruck der empfangenen Eingebungen, unserer Intuition, oder übernommene Maßstäbe und Auffassungen anderer, die wir als unsere eigenen verinnerlicht haben? Oder sind sie Konsequenzen aus früheren, unliebsamen Erfahrungen, denen wir mit Hilfe des blockierenden geistigen Schutzes aus dem Weg gehen möchten? Eine Hilfe für diesen Aussortierungsvorgang kann eine schriftliche Auflistung aller ins Bewußtsein gedrungenen Gedankengänge und

Vorstellungen sein, nach denen wir unser Leben einrichten und gestalten. Jede Bewußtseinserweiterung bezüglich unserer geistigen Ebene bringt uns einen Schritt näher an unser Lebensziel und die Selbstentfaltung in einem erfüllten und glücklichen Leben. Um dies bewußt zu unterstützen, können wir mit Affirmationen arbeiten, die zu bestimmten Zeiten regelmäßig und häufig entweder im Geist oder, wenn es leichter fällt, schriftlich wiederholt werden, um eine reinigende und positive Energieschwingung in den Mentalkörper einzubringen.

Der Emotionalkörper (Astralkörper)

Der Astralkörper stellt die Verbindung zwischen dem Mental- und dem Ätherkörper her. Er besteht aus den verschiedenen Schwingungen unserer Gefühle. Was wir gerade empfinden, hängt in großem Maße von unseren Mentalprogrammen ab. Haben wir z. B. die Vorstellung, daß Alleinsein traurig macht, so werden wir beim Alleinsein auch unsere Trauer spüren. Sind wir jedoch der Ansicht, Alleinsein gibt das Gefühl der Freiheit und Freude, so werden wir dies auch empfinden. So findet eine ständige Wechselwirkung zwischen Mental- und Emotionalkörper statt. Das macht verständlich, wie wir durch geistige Klarheit und Bewußtheit unser Gefühlsleben ordnen und auf der anderen Seite diese Klarheit nur erreichen und erhalten können, wenn der völlig im Unbewußten liegende Emotionalkörper durchschaut, akzeptiert, gereinigt und integriert ist. Ansonsten wird auch die noch so häufige Anwendung von Affirmationen und meditativen Übungen nichts nützen, wenn im Gefühlsbereich Blockaden gegen Glück, Wohlstand und Lebensfreude bestehen. Befindet man sich am Anfang der Reise in die innere Welt und bestehen noch viele Blockaden und unbewußte Schwingungen im Emotionalkörper, kann es ratsam sein, mit Therapieformen wie Bioenergetik und Rebirthing zu arbeiten, um in den ersten tieferen Kontakt mit dieser verborgenen Welt zu treten. Nicht erkannte Ängste, verdrängte schmerzhafte Erfahrungen, Mißtrauen, Wut und Trauer beeinflussen unaufhörlich unterschwellig unser Dasein, und es wird uns erst gelingen, voller Energie und Freude zu leben, wenn die unterdrückten Gefühle ans Licht gekommen und durch liebevolles Annehmen transformiert sind. Denn gerade deren Verurteilung und Zensierung verleihen ihnen die Macht, die sie über uns haben. Gestehen Sie es sich jedoch zu, wenn Sie z. B. Haßgefühle hegen, und bringen diese Energie direkt und ehrlich, ohne Ihrer Umgebung zu schaden, zum Ausdruck, so gehört dies zu Ihrem Recht auf Selbstverwirklichung, und Sie spüren, wie stark diese Aufrichtigkeit Sie machen kann. Haß ist die Kehrseite von Liebe und entspricht demselben Energiepotential. Wenn wir jemanden lieben und dieses Gefühl basiert nicht auf Selbstlosigkeit, sondern einer starken Erwartungs- und besitzergreifenden Haltung, ist es leicht möglich, daß sich diese Art von Liebe in Haß umwandelt, den wir aus Gründen unserer Erziehung und unseres Selbstbildes verdrängen. Auf diese Weise wird das gesamte Energiepotential blockiert, und es sind auch keine Liebesgefühle mehr möglich. Außerdem kann das Mißverständnis, das Liebe gleichbedeutend mit Besitz ist, nicht als innere Einstellung erkannt und in wahre Liebe als Folge eines Überfließens und vollkommenen Akzeptierens des Partners transformiert werden. Gefühlsblockaden verhindern unsere Bewußtseinserweiterung, einen gesunden Energiefluß und die Aufnahme von Liebe, Licht und Freude. Diese Verschlossenheit gewährleistet auch keinen Schutz vor gefühlsmäßigen Verletzungen, sondern demonstriert lediglich mangelndes Selbstvertrauen und eine Abkehr von der gesamten Gefühlswelt, anstatt sich vertrauensvoll und vollkommen dem wahren inneren Wesen hinzugeben.

Der Ätherkörper

Der Ätherkörper liegt wie eine zweite Haut ungefähr vier bis fünf Zentimeter über dem physischen Körper und versorgt diesen mit Lebensenergie. Durch seine Verbindung zum Emotionalkörper wird es unserem physischen Träger ermöglicht, Empfindungen wahrzunehmen und zu fühlen. Andererseits können physisch aufgenommene Informationen über Äther- und Emotionalkörper zum Mentalkörper weitergeleitet werden. Die einzelnen feinstofflichen Körper durchdringen sich gegenseitig, so daß im gesunden, offenen Zustand ein ständiger Energieaustausch zwischen den verschiedenen Ebenen stattfindet. Auf diese Weise steht der Ätherkörper auch in Verbindung mit der universellen Quelle und erhält durch sie die Energie, die er auf den physischen Körper überträgt. An seiner Oberfläche befinden sich die Chakras, die als Energiesammel- und Verteilungsstellen fungieren. Von den Chakras, die ihren Sitz entlang der Wirbelsäule bis hin zum Scheitel haben, gehen über den ganzen Körper verteilte Energiekanäle aus, die Nadis, die eine Verbindung und den Energieaustausch zwischen den einzelnen feinstofflichen Körpern ermöglichen. Die Chakras nehmen die Lebensenergie (= Prana, Chi etc.) auf und versorgen so den gesamten physischen Körper. Der Ätherkörper ist das Bindeglied zwischen unserem bewußten (physische Ebene) und unserem unbewußten Wesen (Emotionen, Mentalebene, Seele, universelles Ganzes). Erst durch seine Hilfe können wir emotionale und mentale Schwingungen und die Lebensenergie aufnehmen und physische Eindrücke in die feinstoffliche Ebene weiterleiten, um sie bewußt wahrzunehmen.

III.

Allgemeines über die Bedeutung feinstofflicher Heilweisen in der Prophylaxe und Heilung von Krankheiten

Dazu sollten wir uns als erstes über die Entstehung von Krankheiten bewußt werden. Eine organische Erkrankung ist das Endstadium einer Entwicklung, deren Ausgangspunkt sich im feinstofflichen Bereich findet. Wir erinnern uns, daß bei einem gesunden Energiefluß und vollkommenem Bewußtsein, unser Mentalkörper über das höhere Selbst in Verbindung mit der Seele steht, und wir auf diesem Wege in der Lage sind, intuitiv zu erfassen, wie wir unser Leben erfüllt und am glücklichsten in Einklang mit dem Ganzen leben können. Die Eingebungen, die uns erreichen, werden im Mentalkörper verbal für uns konkretisiert und über die Nadis (Energiekanäle) an die emotionale, ätherische und physische Ebene weitergeleitet. Wir stehen offen und vertrauensvoll unserer Intuition und der Außenwelt gegenüber und glauben daran, daß alle Ereignisse für unseren Lebensweg und unser Wachstum richtig sind und uns genau das begegnet, was wir wirklich brauchen. Wir lassen uns also auf den ursprünglich ohnehin selbst gewählten Weg ein und fließen mit dem, was mit uns geschieht und uns geschenkt wird. Außerdem besitzen wir das Bewußtsein, daß alle Außenumstände Abbilder unseres Innenlebens sind, was soviel bedeutet, daß wir unsere Welt selbst schaffen in Gleichklang mit der eigenen inneren Weiterentwicklung und Bewußtseinsstufe. In diesem Fall wäre durch den tiefen Kontakt mit den Absichten unserer Seele eine harmonische Verbindung zum universellen Ganzen und innerhalb der einzelnen

Ebenen in unserem Energiesystem gewährleistet. Der physische Körper wäre optimal über den Ätherkörper mit Lebensenergie und Empfindungsfähigkeit versorgt. Der Emotional- und der Mentalkörper wären ins Bewußtsein integriert, und wir könnten uns vollkommen heil und ganz fühlen. Dieser Idealzustand erscheint in der heutigen Gesellschaft recht utopisch. Durch die Überbetonung des Intellekts ist die Offenheit und der innere Freiraum zur Wahrnehmung der Botschaften des höheren Selbst oft nur sehr gering. Der Mentalkörper ist mehr aus der Richtung der emotionalen und materiellen Ebene geprägt und mit diesen verhaftet. Eine geistige Klarheit und Distanz im Sinne des aktivierten Stirn-Chakras tritt höchst selten auf. Diese niedrige Schwingung im Mentalbereich pflanzt sich auf der gefühlsmäßigen Ebene fort, und wir sind mehr auf Rückzug und Sicherheit bedacht als auf ein Fließenlassen der uns zur Verfügung stehenden Herzensenergie in Form von selbstloser Liebe und Mitgefühl. Diese verzerrten Schwingungen auf niedrigem Energieniveau finden ihre Fortsetzung im Ätherkörper, der unseren physischen Leib mit Lebenskraft versorgen soll. Es ist einsichtig, daß bei negativen Denkprogrammen und unterdrücktem Gefühlsleben nicht sehr viel Licht und Energie bis zum Äther- und physischem Körper durchdringen kann. Die Energieübertragung ist stark vermindert bis blockiert, und diese Mangelversorgung schlägt sich auf physischer Ebene zuerst im vegetativen Nervensystem nieder.

Wir klagen über die verschiedensten Beschwerden, und trotzdem erklärt der Arzt uns für gesund. Es handelt sich hierbei um die Erscheinung der vegetativen Dystonie. Die Körperfunktionen sind nicht mehr optimal, ohne daß diese Einschränkung auf organischer Ebene schon sichtbar wäre. Wir hören nicht auf die Warnsignale des Körpers, sondern warten ab, bis wir auch offiziell als krank betrachtet werden, nämlich dann, wenn die Ursachen der Beschwerden zum Ansehen und Anfassen sind, sich also auf physischer Ebene manifestiert haben. Das Fatale in der heutigen Medizin ist diese Wartehaltung, da man nur das wahrnimmt und glaubt, was man sieht. Organische Erkrankungen sind die letztmögliche Warnung, daß wir uns von dem vorgesehenen Weg des Wachstums, der Liebe und der Erfüllung entfernt haben und stattdessen eigenwillig, in völliger Selbstüberschätzung und mit unserem begrenzten Intellekt selbst bestimmen wollen, wohin der Pfad führt. Wir ignorieren unsere innere Stimme und orientieren uns nur noch an dem, was uns als bedeutend und notwendig von den jeweiligen Strömungen, die gerade modern sind und zu äußerer Anerkennung verhelfen, eingeflüstert wird. Diese unbewußte Anpassung an die Norm bezeichnen wir dann auch noch als Selbstbestimmung und den Weg zum Glück. Um dieses grobe Mißverständnis ins Bewußtsein zu rufen, greift unser Energiesystem letztendlich zu der Erkrankung im organischen Bereich. Krankheit muß deshalb immer als große, rot leuchtende Warnlampe erkannt und dankbar akzeptiert werden, der ein tiefes In-sich-gehen folgen sollte, um die falsche Wegrichtung zu erfassen und sich von ihr zu lösen. Es wird viel über die Notwendigkeit vorbeugender Maßnahmen gesprochen, und der einfachste Weg ist es, schon auf der feinstofflichen Ebene anzusetzen und unsere emotionale und mentale Welt zu erforschen. Dazu müssen wir einerseits die Ursachen unserer Gefühlsblockaden erkennen, akzeptieren und verarbeiten und andererseits die negativen Mentalprogramme ins Bewußtsein bringen, deren Schwingungen immer die entsprechenden negativen Ereignisse anziehen. Es gibt viele Therapieformen, die mit dieser Bewußtseinserweiterung arbeiten, und jeder sollte immer wieder neu entscheiden, welche die richtige und effektivste für ihn ist, sei es nun Körperarbeit, Atemübungen, Astrologie, feinstoffliche Heilweisen oder andere Methoden. Die feinstoffliche Arbeit wirkt auf alle Ebenen des Energiesystems ein. Als wichtigste Formen gelten *für mich* die Blütentherapie, Reiki, Visualisierungsübungen, Chakra-Arbeit und die Aromatherapie. Mit deren Hilfe können wir unseren gesamten feinstofflichen Bereich harmonisieren, mit Energie füllen und heilen. Dies hat zur Folge, daß auch der physische Körper optimal mit Lebensenergie versorgt wird und Krankheit als Zeichen der Abkehr von unserer Lebensaufgabe nicht mehr nötig ist.

IV.

Die Beschreibung der 72 Blütenessenzen

Einteilung

1. Der Name der Essenz und der Pflanze
2. Kurzbeschreibung der Pflanze
3. Die Thematik der Blütenessenz
4. Die basierende Ursache der unharmonischen Schwingung und der daraus folgenden negativen Verwirklichung des Energiepotentials.
5. Die Beschreibung der Wirkungsweise der Blütenessenz
6. Anregung zur Arbeit mit positivem Denken durch ein Beispiel für eine Affirmation.
7. Angabe ätherischer Öle, durch deren Duft (Aromalampe, Bad, Massage) die Umwandlung in die ursprünglichen positiven Schwingungen des angelegten Energiepotentials unterstützt werden.

1. ALOE VERA
(Aloe vera)

Die Pflanze

Die *Aloe vera* gehört zu der Familie der Liliengewächse. Ihre 40 bis 50 cm langen, blaugrünen, fleischigen Blätter tragen an ihrem Rücken dreieckige, zahnförmige Hornbildungen. Der vielblumige Blütenstand, der bei Zierformen leuchtend orangerote oder gelbe Blüten trägt, erreicht eine Höhe von bis zu 90 cm.

Die Blütenessenz

Thema: Regeneration.

Grundursache: Ignorieren des Ruhe- und Erholungsimpulses des Körpers.

Die Aloe vera-Blütenessenz dient als Hilfe zur Erholung und zum Wiederauftanken nach intensiver schöpferischer Tätigkeit. Sie sind bei Ihrer Arbeit und all Ihrem Tun mit dem ganzen Herzen dabei, erkennen jedoch nicht den Zeitpunkt, an dem ein Einhalt notwendig ist, um in einer Ruhepause Energie für einen erneuten Einsatz sammeln zu können. Sie verausgaben sich und begegnen dem Gefühl, völlig leer zu sein und alles gegeben zu haben. Nach solch einer Anstrengung und dem Einbringen Ihres ganzen Kraftpotentials unterstützt die Einnahme von Aloe vera die Fähigkeit, sich zu regenerieren und Ihre neugeschöpften kreativen Kräfte im Herzen zu zentrieren. Sie werden wieder mit Lebensenergie erfüllt, um sich im Ausdruck Ihres ganzen Seins und im Einklang mit Ihrem Gefühlsleben voll einzubringen.

Die Aloe vera-Blütenessenz hilft, Ihre starken, nach Verwirklichung strebenden schöpferischen Kräfte in Ihr Herz-Zentrum zu integrieren und von dieser Ebene aus zu handeln. Sie leitet eine Phase der Ruhe und Erholung ein, in der Sie Ihre Arbeitswut loslassen können und Offenheit für die Aufnahme von Lebenskraft und Licht entwickeln, wodurch Ihr Reservoir an schöpferischer Energie und Ihr Herz-Zentrum wieder aufgefüllt wird. Sie spüren, wie das Gefühl der Erschöpfung einem Zustand der Kraft, des Elans und der Kreativität weicht.

Affirmation: Ich fühle, wie ich mit neuer Lebensenergie erfüllt werde.

Ätherische Öle zur Unterstützung: Lavendel, Melisse, Salbei, Rosenholz.

Astrologische Entsprechungen: Sonne im Löwen, andere starke Besetzung im Löwe-Zeichen, starke Besetzung des fünften Hauses.

2. ARNICA
(Arnica mollis)

Die Pflanze

Arnica ist eine gelbfarbene Pflanze aus der Familie der Korbblütler. Sie wächst auf anspruchslosen Böden und besiedelt auch hochgelegene Gebiete. Arnica ist schon aus der Phytotherapie und Homöopathie als Mittel bei Verletzungen körperlicher Art und bei Zerschlagenheitsgefühl am ganzen Körper bekannt. Sie fördert die Wundheilung und wird eingesetzt nach Erschütterungen sowie bei großer körperlicher Erschöpfung und Traumata.

Die Blütenessenz

Thema: Wiederherstellung der Geist-Körper-Einheit bei und nach schockartigen Zuständen.

Grundursache: Plötzliche, tiefgreifende Energieeinwirkungen; Schocks.

Ähnlich wie im grobstofflichen Bereich wirkt auch die Essenz der Arnikapflanze als Mittel, um nach Verletzungen, bis hin zu traumatischen Zuständen, ob nun körperlicher oder seelischer Art, wieder in Einklang mit Ihrem ganzen Sein zu kommen. Somit kann die Vereinigung der physischen Körperebene mit dem höheren Selbst wiederhergestellt werden. Durch Schockzustände wird der geistige Körper leicht vom physischen getrennt. Sie nehmen Ihre Verbindung mit dem Ganzen nicht mehr wahr

28

und bleiben so in dem stagnativen und blockierenden Zustand der übermäßigen Energieeinwirkung eines Traumas, das Sie nicht verarbeiten konnten, stecken. Es kann sich dabei auch um positive Erlebnisse handeln, die in ihrer Ungewohntheit und ihrer überwältigenden Wirkung auf Ihre Persönlichkeit, unter Auflösung des Egos, des gewohnten Selbstbildes oder unter Aufhebung des „geliebten" Leides, eine ähnliche Auswirkung wie ein negatives Schockerlebnis haben können. Die Arnica-Blütenessenz wird dann gebraucht, wenn es um die Integration von neuen, plötzlichen, energiereichen Erfahrungen in das gesamte Sein geht, so daß Sie trotz der starken Energieeinwirkung, unabhängig davon, wie diese auftaucht und in Ihr System einbricht, sich schnell wieder durch Einsatz Ihrer Selbstheilungskräfte ganz und heil fühlen. Bei der Einnahme der Arnica-Blütenessenz kommt es zu einer beschleunigten Regeneration. Durch ihre Schwingungen kommt der physische Körper wieder in vollen Kontakt mit seinen geistigen und spirituellen Kräften und eine tiefe, heilsame Verbindung zwischen allen Ebenen wird wieder möglich.

Affirmation: Ich fühle mich mit meiner geistigen Ebene verbunden, und mein Energiesystem atmet wieder harmonisch.

Ätherische Öle zur Unterstützung: Kampfer, Melisse, Neroli.

Astrologische Entsprechungen: Allgemeine Anwendung, keine bestimmte Zuordnung (Auswirkung von Transiten oder Auslösungen als Schock oder andere schwerwiegende Eingriffe ins Energiesystem).

3. BASIL
(Ocymum basilicum – Basilikum)

Die Pflanze

Basilikum ist eine behaarte Pflanze mit weißen Blüten aus der Familie der Lippenblütler, die ursprünglich aus Asien stammt. Sie wird als Gewürz genutzt und als Heilmitel häufig in der Ayurveda-Medizin und der Aromatherapie eingesetzt. Sie dient hier z. B. als Gegenmittel bei Vergiftungen, als Nerventonikum und als Heilhilfe für Geist und Gefühl.

Die Blütenessenz

Thema: Sexualität und Spiritualität.

Grundursache: Degradierung der Sexualität als nicht spirituelle Energie; Nichterkennen der energetischen Zusammenhänge.

Die Basil-Blütenessenz ist für Sie geeignet, wenn Sie dazu tendieren, Ihre körperlichen und gefühlsmäßigen Bedürfnisse Ihren geistigen Vorstellungen unterzuordnen. Sie haben sich vorgenommen, endlich schneller der Erleuchtung entgegenzueilen und sich auf diesem Weg am besten über die von Ihnen als niedrig betrachteten Triebe Ihres sexuellen Wesens hinwegzusetzen. Über diese fühlen Sie sich schon längst erhaben und möchten durch sie in Ihrer angestrebten Entwicklung nicht wieder zurückgeworfen werden. Oft ist diese Einstellung nicht ganz bewußt, und Sie sagen sich, keine Zeit und einfach keine Lust auf Sex zu haben. Sie betrachten diesen als Gegenspieler zu Ihrer spirituellen Entwicklung und wollen sich deshalb von ihm abwenden. Sie erkennen nicht, daß die sexuelle Kraft die Ur-Energie ist, die gelebt und aktiviert sein muß, um sie auch wirklich zum Nutzen Ihrer Weiterentwicklung in Richtung der „höheren" Zentren transformieren zu können. Wird die Sexualität als Basisenergie negiert und abgeblockt, ist eine echte (nicht intellektuell begründete) Spiritualität unmöglich. Jedes Chakra muß geöffnet sein und in harmonischer Verbindung zu den anderen Energie-Zentren stehen. Die Basil-Blütenessenz hilft, Verständnis für diese Zusammenhänge herzustellen und zu vertiefen, um so wieder in gesunden und liebevollen Kontakt mit Ihrer Sexualität kommen zu können – die Voraussetzung zur Entwicklung eines heilen und ganzen, vollkommen mit sich und seinen Energien in Einklang stehenden Menschen, der es versteht, ohne Wertung und Zensierung seine verschiedenen Energiepotentiale in sein Wesen zu integrieren.

Affirmation: Ich akzeptiere meine Sexualität als festen Bestandteil meines spirituellen Wesens.

Ätherische Öle zur Unterstützung: Sandelholz, Ylang-Ylang, Wachholder.

Astrologische Entsprechungen: Mars/Neptun- und Sonne/Neptun-Konstellation.

4. BLACKBERRY
(Rubus fructiosus – Brombeere)

Die Pflanze

Dieser ein bis drei Meter lange Halbstrauch mit seinen dornenreichen Ranken wächst an Wald- und Wegrändern und sonnigen Abhängen. Die Früchte werden bei Heiserkeit und die Blätter bei chronischer Diarrhoe eingesetzt. Der Brombeerstrauch trägt zuerst weiße Blüten, aus denen sich rote und später die reifen blauschwarzen Sammelfrüchte entwickeln.

Die Blütenessenz

Thema: Materialisation der Gedanken.

Grundursache: geistige Überbetonung, Verträumtheit.

Die Blackberry-Blütenessenz aktiviert Ihre Tatkraft, die vielen Ideen, Vorstellungen und Wunschträume, die Sie haben, zu verwirklichen. Intellektuell, geistig und im intuitiven Bereich sind Sie stark und sehen Ihre Ziele vor sich, können aber nicht die physische Kraft entwickeln und den Mut, die Entschlossenheit und den Willen aufbringen, damit diese geistige Energie auch in die Tat umgesetzt werden kann. Es mangelt an Durchsetzungsvermögen und der Fähigkeit, als Konsequenz von Vorstellungen, Wünschen und Bedürfnissen, diese auch zu realisieren. Damit wird es unmöglich, Ihr Wesen konkret auszudrücken und in schöpferischer Weise sichtbar zu machen. Sie erkennen Ihren Lebensweg und die Schritte, die darauf zu unternehmen wären, bringen jedoch nicht die nötige Energie auf, diese Mentalkraft praktisch und kreativ umzusetzen. Bei der Einnahme der Blackberry-Blütenessenz spüren Sie immer stärker den Antrieb und die Kraft, konkrete Schritte zu unternehmen und praktisch tätig zu werden, um damit Ihre individuellen Eingebungen und Denkweisen auch real zu manifestieren. Es wird immer selbstverständlicher, Ihrem fühlbaren und klar erkannten Lebensziel entgegenzutreten und die dafür nötige Motivation zu entwickeln. Ihre Antriebskraft ist gestärkt, und Sie machen sich mit Schwung an die Verwirklichung Ihrer Aufgaben.

Affirmation: Ich setze meine konstruktiven Gedanken unbeirrt und energievoll in die Tat um.

Ätherische Öle zur Unterstützung: Rosmarin, Wacholder, Salbei.

Astrologische Entsprechungen: Mars in einem Luftzeichen, allgemein starke Luftzeichenbesetzung, Merkur/Neptun-Konstellation, andere Neptun-Betonung.

5. BLACK-EYED SUSAN
(Rudbeckia hirta – Rauher Sonnenhut)

Die Pflanze

Der *Rauhe Sonnenhut* gehört zu der Familie der Korbblütler. Er trägt seinen Namen aufgrund seines rauhen Stengels und der rauhen Blätter. Das große Zentrum seiner Blüte ist schwarz, während die äußeren Zungenblätter gelb gefärbt sind.

Die Blütenessenz

Thema: Tief verborgene, negative Gefühle.

Grundursache: Nichtakzeptanz negativer Gefühle in der Kindheit durch die Eltern und später durch die Gesellschaft und deren Unterdrückung.

Die Black-eyed Susan-Blütenessenz löst tiefsitzende, unbewußte Energieblockaden, deren Lösung durch Intellekt und Überlegung unmöglich ist. Sie fühlen, wie Sie in Ihrer Entwicklung steckenbleiben, und es Ihnen schwerfällt, wirklich glücklich zu sein und zu fließen. Es ist dann schwierig, wieder in Kontakt mit den so lange Zeit verbannten und aussortierten Emotionen zu kommen und sich mit ihnen zu konfrontieren. Es sind die als negativ geltenden Gefühle, die Sie bekämpfen, da sie gegen Ihre Vorstellungen und Ihr Selbstbild verstoßen. Doch Druck erzeugt Gegendruck, und die ins Unterbewußtsein verdrängten Energien vergiften und stören die menschliche Harmonie und Wachstumsfähigkeit. Die Black-eyed Susan-Blütenessenz schafft das Bewußtsein, daß nur dadurch, indem diese aus Angst und Ablehnung zurückgehaltenen Gefühle wieder an die Oberfläche kommen und als Teil Ihres Wesens akzeptiert werden, die von Ihnen gebundene Energie freigesetzt und zu Ihrem Wohlsein genutzt werden kann. Es wird Ihnen klar, welche als negativ abgetanen und damit unterdrückten Emotionen im Moment ein Weiterkommen verhindern. Jedes Energiepotential weist zwei Seiten auf, und Sie können den positiven Teil nur leben, wenn der negative Teil auch bewußt und als Möglichkeit der Umkehrung und Verzerrung erkannt und akzeptiert wird. Sie können nur Mitgefühl entwickeln, wenn Sie Ihre Wutenergie loslassen und transformieren. Genauso verhält es sich bei den Paaren Liebe/Haß, Durchsetzungsvermögen/Machtmißbrauch oder Geiz/Teilenkönnen etc. Haben Sie dies erkannt, verstehen Sie auch, daß für eine weitere Entwicklung, für Selbstvertrauen und Selbstliebe es unumgänglich ist, Ihre Angst zu überwinden und diese blockierenden Energien ins Bewußtsein dringen zu lassen, anzunehmen und auf diese Weise umzuwandeln.

Affirmation: Ich komme in Kontakt zu meinen tiefsten Gefühlen und Ängsten.

Ätherische Öle zur Unterstützung: Basilikum, Ylang-Ylang, Rosenholz.

Astrologische Entsprechungen: starke Waage-Besetzung (Harmoniebedürfnis), starker Pluto-Einfluß (Bedürfnis nach Kontrolle).

6. BLEEDING HEART
(*Dicentra formosa – Herzglöckerl-Art*)

Die Pflanze

Diese Pflanze gehört zu der Familie der mohnartigen Blumen und ähnelt dem bei uns bekannten rosa-rot blühenden „Tränenden Herzen". Sie wird jedoch nur 10 bis 25 cm hoch und ihre entsprechend kleinen Blüten erreichen eine Länge von 6 bis 8 mm.

Die Blütenessenz

Thema: Liebe und Freiheit.

Grundursache: mangelnde Selbstliebe und Selbstakzeptanz, deshalb Schwierigkeit, seinen Partner wirklich zu lieben und gleichzeitig loszulassen (Folge fehlender Liebeserfahrung in der Kindheit).

Die Bleeding Heart-Blütenessenz schafft das Bewußtsein, daß Liebe ein völliges Akzeptieren und auch Loslassen des Partners bedeutet. Nach Ihrer Sichtweise, ist Ihr Liebespartner auch gleichzeitig Ihr Eigentum. Sie tendieren dazu, sich vollkommen mit der geliebten Person und der Beziehung zu ihr zu identifizieren. Es genügt Ihnen nicht, eine Partnerschaft mit ihr zu haben, sondern Sie fordern Sicherheit, Ausschließlichkeit und kompromißlose Hingabe von Seiten Ihres Partners. Jeder Versuch von diesem, Eigeninteressen zu verfolgen, die nicht innerhalb der Beziehung verwirklichbar sind, wird als Affront und ein Zeichen von Untreue und mangelnder Liebeszuwendung gedeutet. Da Sie sich selbst in immer stärkere emotionale Abhängigkeit begeben, verlangen Sie dasselbe von Ihrem Partner. Dahinter steht allgemein eine innere Leere und die Unfähigkeit, sich selbst zu lieben als Folge eines Mangels an Liebeserfahrung in der Kindheit. So wird alle Energie darauf verwandt, den auserkorenen Partner zu umspinnen und festzuhalten, ohne die Ursache davon zu erkennen und zu sehen, daß Sie mit Ihrer fordernden und besitzergreifenden Haltung gerade das erreichen, was Sie verhindern wollten. Das Loslassen ist die Lösung dieses Teufelskreises, was aber nur durch die Entwicklung einer starken Selbstliebe im Alleinsein möglich ist. Erst, wenn Sie sich in Ihrer Ganzheit spüren und mit all Ihren Vollkommen- und Unvollkommenheiten akzeptiert haben, sind Sie zu einer wahren, auf Freiheit gegründeten Beziehung fähig.

Affirmation: Ich liebe aus vollem Herzen, ohne Forderungen zu stellen.

Ätherische Öle zur Unterstützung: Rose, Rosenholz, Neroli, Jasmin.

Astrologische Entsprechungen: Mond/Pluto- und Venus/Pluto Konstellation.

7. BORAGE
(Borago officinalis – Boretsch)

Die Pflanze

Der *Boretsch,* aus der Familie der Rauhblattgewächse, ist eine 20 bis 50 cm hohe Pflanze mit radförmigen, leuchtend blauen Blüten, die von Mai bis September zu sehen sind. In der Phytotherapie wird sie bei nervösem Herz und als nervenstärkendes Mittel eingesetzt.

Die Blütenessenz

Thema: Wiedererwachen und Stärke.

Grundursache: Ausgelaugtsein nach emotionalen Schwierigkeiten.

Die Borage-Blütenessenz findet ihre Anwendung in gefühlsmäßigen Situationen, die Ihnen alle Energie abziehen, und in denen es unmöglich erscheint, den nötigen Mut und vor allem die Kraft aufzubringen, um eine Lösung aus dieser Lage heraus zu finden. Meist ergibt sich dieses Gefühl aus einer Phase großer emotionaler Belastung (Trauer, Leid). Sie fühlen sich entsprechend energielos und ausgelaugt und sind nicht mehr in Kontakt mit Ihrer Stärke und Antriebskraft. Am liebsten würden Sie sich völlig von allen Aktivitäten zurückziehen und sich ganz Ihrem Leid hingeben, oder aber Sie spüren den Wunsch, aus dieser passiven, bedrückenden Stimmungslage auszubrechen und wieder Ihre ursprüngliche Lebenslust und -freude zu entdecken. Diese positive Haltung ist der erste Schritt, um auf mentaler Ebene die Vorstellung der Kraftlosigkeit loszulassen und auf diese Weise eine weitere Manifestation im gefühlsmäßigen und körperlichen Bereich in Form von Traurigkeit und Erschöpfung zu verhindern. Die Borage-Blütenessenz kann diesen Aufschwung wesentlich beschleunigen und unterstützen. Sie bekommen wieder das Gefühl, tief durchatmen und mit ständig zunehmendem Energiepegel sich den augenblicklichen Erfordernissen stellen zu können. Es fällt Ihnen der blockierende Stein vom Herzen, und Sie fühlen das Glück, wieder aktiv und voller Schwung am Leben teilzunehmen und auch die Fähigkeit, Ihr Herz zu öffnen und mit dessen Liebes- und Kreativitätskraft dem Leben gegenüberzutreten.

Affirmation: Ich bin voller Zuversicht und Freude.

Ätherische Öle zur Unterstützung: Bergamotte, Rosmarin, Salbei.

Astrologische Entsprechungen: Mond/Saturn oder Venus/Saturn-Konstellation und nach entsprechenden Transiten oder Auslösungen.

8. BUTTERCUP
(*Ranunculus occidentalis* – *Hahnenfuß*)

Die Pflanze

Der *Hahnenfuß* ist eine gelbfarbene Blume, die in tiefen Tälern, aber auch bis in die alpine Zone hin verbreitet ist. Sie ist ausdauernd und besitzt einen 30–100 cm hohen Stengel. Bei uns in Europa ist sie besonders als Wiesenblume bekannt, deren leuchtend gelbe Blüten in der Zeit von April bis Mai zu sehen sind.

Die Blütenessenz

Thema: Selbstwertgefühl.

Grundursache: Hohe Ansprüche durch die Eltern, die nicht die individuellen Fähigkeiten und Begabungen erkannten und lobten, sondern gesellschaftlich anerkannte Normeigenschaften und -kenntnisse forderten.

Die Buttercup-Blütenessenz fördert ein gesundes Selbstvertrauen und die Steigerung Ihrer Selbstachtung. Aus der auf Sie ausgeübten einseitigen Erwartungshaltung Ihrer Eltern ergibt sich das Gefühl des Nicht-Wert-Seins Ihrer eigenen kreativen Kräfte, die von der Norm und den üblichen anerkannten Fähigkeiten abweichen. Sie meinen, nichts in Ihrem Wesen zu haben, das es wert wäre, nach außen gebracht und damit verwirklicht zu werden. Noch immer sitzt Ihnen die wohlgemeinte Ablehnung und Ignoranz der Eltern oder Lehrer dem gegenüber, was Sie aus sich heraus gerne entwickeln würden, im Nacken, die Sie dann später auf die gesamte Gesellschaft projizieren. Es erscheint von daher unmöglich, die Bedeutung und Wichtigkeit Ihrer selbst, die allein schon durch die Existenz auf dieser Welt gegeben ist, zu erkennen und zu akzeptieren. Durch Einnahme der Buttercup-Blütenessenz wird der Kontakt zu Ihrer wahren Lebensaufgabe und der dafür zur Verfügung stehenden Energie wiederhergestellt, auch wenn diese nicht ins Konzept der momentanen selbstzerstörerischen Gesellschaft passen sollte. Sie fühlen das Entstehen einer großen Kraft in sich, die Ihnen dazu verhilft, Ihre Begabungen als wertvoll zu erkennen und sich entsprechend liebenswert und unzensierbar zu fühlen. Das führt zu einer Zunahme Ihrer Selbstliebe und Selbstachtung und macht den Weg frei, auch offener, freier und selbstbewußter auf andere zuzugehen. Sie spüren die Sicherheit, nur aus Ihrem Inneren heraus richtig handeln zu können und schaffen sich damit eine immer größere Unabhängigkeit von der Meinung der Außenwelt. Sie können nun Geborgenheit und Sicherheit in sich selbst finden.

Affirmation: Ich liebe mich, wie ich bin.

Ätherische Öle zur Unterstützung: Rosenholz, Salbei, Jasmin.

Astrologische Entsprechungen: Sonne-fünftes Haus/Saturn-Konstellation.

9. CALENDULA
(Calendula officinalis – Ringelblume)

Die Pflanze

Die *Ringelblume* gehört zu der Familie der Korbblütler. Ihr 25 bis 50 cm hoher, verzweigter Stengel trägt behaarte Blätter und in der Zeit von Juni bis Oktober goldgelbe Blüten. In der Phytotherapie und Homöopathie wird sie in erster Linie zur Wundheilung eingesetzt.

Die Blütenessenz

Thema: Heilkraft der Worte.

Grundursache: Mangel an Empfänglichkeit für den tieferen Sinn der Worte des anderen; Nicht-Erkennen der Stärke und Kraft der Worte.

Die Calendula-Blütenessenz bringt Weichheit, Anteilnahme und Heilkraft in Ihre Worte. Da der Energieaustausch in zwischenmenschlichen Beziehungen bevorzugt auf dem Weg der Kommunikation stattfindet, ist es wichtig zu erkennen, welche starke Wirkung, sowohl im positiven als auch im negativen Sinne, Worte haben können. Es genügt deshalb nicht, den bekannten Sinn der Worte im Gespräch mit anderen auf intellektueller Ebene aufzunehmen, sondern auch offen dafür zu sein, deren wirkliche Bedeutung und Aussage zu erspüren und Tiefe und Einfühlungsvermögen in die Unterhaltung einzubringen. Oft kann hinter einer verbalen Verletzung der stille Wunsch nach Aufmerksamkeit stecken, oder es wird Respekt und Zuwendung durch Worte ausgedrückt, und bei entsprechender Offenheit für die ganze Person erkennt man leicht, daß sich eigentlich Neid oder Haßgefühle dahinter verstecken. Durch die Calendula-Blütenessenz wird Ihre Aufnahmefähigkeit für die wahre Aussage, die Ihr Gegenüber macht, erhöht.

Andererseits wird Ihre eigene Fähigkeit, Worte in echter, helfender oder selbst-heilender Art und Weise von sich zu geben, verstärkt. Beim Bedürfnis, sich liebevoller und im Ausdruck und Einklang Ihres ganzen Wesens verbal zu äußern, kann die Calendula-Essenz sehr hilfreich sein. Sie erkennen die Kraft der Worte und erhalten die notwendige Möglichkeit, sich von höherer Ebene gesteuert für den anderen helfend und heilend zu artikulieren. Sie ist deshalb auch besonders für Sie geeignet, wenn Sie anderen durch Gespräche helfen oder Ihre Art, mit Ihnen zu kommunizieren, mit mehr Liebe und Weichheit füllen wollen.

Affirmation: Ich bin offen für den tieferen Sinn der Worte anderer und kann mich sanft und liebevoll ausdrücken.

Ätherische Öle zur Unterstützung: Geranie, Jasmin, Rosenholz.

Astrologische Entsprechungen: Merkur-drittes Haus/Saturn-Konstellation.

10. CALIFORNIA PITCHER PLANT
(Darlingtonia californica – kalifornische Schlauchpflanze)

Die Pflanze

Die *kalifornische Schlauchpflanze* gehört zu der Familie der Sarraceniengewächse. Ihre Blüten haben einen Durchmesser bis zu 8 cm und sie trägt große schlauchförmige Laubblätter, die eine Länge von bis zu einem Meter erreichen können. Die große Blattvorrichtung benötigt die insektenfressende Pflanze zum Aufnehmen der Tiere.

Die Blütenessenz

Thema: Der Instinkt.

Grundursache: Überintellektualismus und Mißverständnis der Spiritualität.

Die California Pitcher Plant-Blütenessenz stellt einen tieferen Kontakt zu Ihrem instinktiven Wesen her. Bekanntlich gilt der Intellekt heute als der hauptbestimmende Faktor für unser Verhalten. Der Kontakt zu unseren Instinktkräften und die Weisheit auf dieser Ebene wird als animalisch und regressiv betrachtet. Wenn Sie nach Ihrem spontanen Gespür handeln, ohne sich gewohnte und erlernte Verhaltensmuster in Erinnerung zu rufen, werden Sie als unintelligent und dumm hingestellt. Auch wenn die intellektuellen Fähigkeiten unumstritten wichtig sind, sollte das nicht bedeuten, daß das jahrtausendelang entwickelte instinktive Fühlen und Handeln wertlos und ein Zeichen mangelnder Fortentwicklung sei. Wäre es z. B. nicht besser, dem natürlichen, innerlichen Aktivitäts/Erholungszyklus zu folgen, als sich zu wundern, warum man plötzlich durch eine Krankheit ans Bett gefesselt ist, um sich gezwungenermaßen auszuruhen? Oder wäre das Selbstbewußtsein, dessen Mangel so oft Ursache für selbstzerstörerische Tendenzen auf allen Ebenen ist, nicht wesentlich besser ausgeprägt, wenn die Eltern ihrem Instinkt folgen und ihren Babies den intensiven und häufigen Körperkontakt zukommen ließen, den diese zur Entwicklung eines gesunden Selbstvertrauens benötigen, anstatt sie in ein steriles, lebloses Kinderzimmer zu verbannen und schreien zu lassen, aus Angst, sie womöglich zu verwöhnen? Aber daran sind die umgebenden Institutionen und Personen auch kaum interessiert, da ihr Einfluß selbstbewußten Menschen gegenüber doch wesentlich geschmälert ist. Die California Pitcher Plant-Blütenessenz hilft Ihnen, Ihre Instinktkräfte wieder mehr zu spüren und zu integrieren, um diese mit den so hoch dotierten intellektuellen Fähigkeiten und Ihrer Gefühlswelt zu verbinden. Dies bringt ein oft unterdrücktes, als minderwertig betrachtetes Energiepotential ins Spiel, das Ihr Leben mit Sicherheit erfüllter werden läßt.

Affirmation: Ich öffne mich den instinktiven Kräften in mir und integriere sie bewußt in mein Leben.

Ätherische Öle zur Unterstützung: Wacholder, Ylang-Ylang, Sandelholz.

Astrologische Entsprechungen: Starke Betonung der Luftzeichen.

11. CALIFORNIA POPPY
(Escholtzia californica – Kalifornischer Goldmohn)

Die Pflanze

Der *kalifornische Goldmohn* ist eine ausdauernde Staude. Sie wird 30 bis 60 cm hoch und hat bläulich-grüne, fiedrig geteilte Blätter. Ihre Blüten sind leuchtend gelb gefärbt und 6 bis 8 cm breit. Sie öffnen sich nur bei Sonnenschein.

Die Blütenessenz

Thema: Innerer Reichtum.

Grundursache: Einseitige Blickrichtung nach außen auf der Suche nach Erfüllung; mangelnder Kontakt zur eigenen inneren Quelle an Liebe und Glück; Verblendung durch äußere, spirituell anmutende Erfahrungen.

Mit Hilfe der California Poppy-Blütenessenz können Sie zu der Einsicht gelangen, daß alles, was Sie an Bereicherung und Glück in Aktivitäten in der Außenwelt suchen, nur in Ihnen selbst gefunden werden kann. Sie können zwar Unterstützungen von außen annehmen (Meditationstechniken, Heilweisen, Astrologie), um Ihr Bewußtsein zu erweitern, um sich selbst mehr zu spüren und Ihr wahres Wesen und Ihre Aufgabe in diesem Leben zu erkennen. Dies soll aber nur eine Hilfe sein, um die Impulse, die Ihr spiritueller Körper als Bindeglied zum universellen Ganzen unaufhörlich aussendet, wahrzunehmen und aufzugreifen. Im Einklang mit Ihrem Lebensweg wird Ihnen immer reichlich Energie und Unterstützung durch das Leben zur Verfügung stehen, so daß ohne Angst vor Hindernissen und in vollem Lebensfluß gehandelt werden kann. Hindernisse bestehen ohnehin nur in Ihrem Widerstand gegen die wahre Selbstverwirklichung, der von Ihnen aufgebaut wird, da Sie es vorziehen, Ihrer Erziehung und der äußeren Erwartungshaltung, die Sie inzwischen als Ihre eigene verinnerlicht haben, zu folgen, anstatt auf Ihre innere Stimme und deren Impulse zu hören. Sind Sie fähig, die Quelle, die immer das bietet, was Sie wirklich brauchen (nicht unbedingt gleich das, was Sie wahrhaft wollen), anzuzapfen und sich von ihr tragen zu lassen, spüren Sie eine große Selbstsicherheit und lassen die Suche nach Erfüllung in äußeren Werten oder Erfahrungen wie von selbst fallen. Die Ausschau nach Glück in der Außenwelt oder durch Abwendung von der Realität und damit die Flucht in eine wesensfremde Phantasiewelt als Ersatz werden durch den Kontakt mit dem eigenen inneren Reichtum und seiner seelischen Kraft, aus der immer geschöpft werden kann, überflüssig.

Affirmation: Ich bin in Kontakt mit meinem inneren Reichtum und meiner inneren Quelle.

Ätherische Öle zur Unterstützung: Rosenholz, Ylang-Ylang, Neroli.

Astrologische Entsprechungen: Neptun-zwölftes Haus-Betonung.

12. CALIFORNIA WILD ROSE
(Rosa californica – Kalifornische Heckenrose)

Die Pflanze

Die *Heckenrose* trägt blaßrote bis hellrosa Blüten. Ihre Stengel sind stachelig und die Blätter gefiedert. Ihre Früchte sind die vitaminreichen Hagebutten.

Die Blütenessenz

Thema: Lebensfreude und Sinngebung.

Grundursache: Lebensaufgabe noch nicht bewußt; Widerstände, am Leben aktiv teilzunehmen, da man keinen Sinn erkennen kann, für den es sich lohnt.

Die California Wild Rose-Blütenessenz gibt Ihnen Lebensschwung und Einblick in den Sinn Ihres Lebens, Ihre persönliche Aufgabe und die Lernchance, die darin liegt. Sie haben sich auf mentaler Ebene bewußt oder unbewußt damit abgefunden, daß Ihnen nichts Freudvolles und Erfüllendes zusteht und ziehen mit dieser Einstellung auch eine entsprechende Lebenssituation an, die nicht sehr erfreulich und beglückend sein kann. Sie haben sich so stark mit dieser Situation als selbstverständliche Lebensweise identifiziert, daß Ihnen gar nicht mehr Ihre Abgewandtheit von echter Aktivität, d. h. Handeln aus Ihrem Inneren heraus, bewußt ist. Das Leben erscheint sinnlos und öde oder – als Kompensation zu dieser energielosen Gleichgültigkeit – ein einziger

Streß, bei dem Sie von einem Termin zum nächsten eilen und Ihre Zeit völlig in den Dienst von Außenaktivitäten gestellt haben. Diese sollen Sie stimulieren, tun allerdings in Wirklichkeit nichts anderes, als Sie vollends zu erschöpfen und auszulaugen. Sie können diese Unternehmungen aber nicht loslassen, da Sie die Konfrontation mit dem Gefühl der inneren Leere und der Sinnlosigkeit verhindern und verdrängen wollen. Die Kombination des immer neu nach Manifestation rufenden Mentalprogramms des freudlosen Lebens mit der Resignation, daß Sie ohnehin diese Sinnlosigkeit nicht ändern können, läßt keinen Raum für angenehme, tief erfüllende Erfahrungen und eine größere Offenheit, um die Schönheit dieses Lebens zu erfassen. Die California Wild Rose-Blütenessenz kann hier ansetzen und die Lebensgeister, die nur darauf warten, aktiviert zu werden, wiedererwecken. Sie beginnen, die Welt mit anderen Augen zu sehen, spüren Ihre Lebenskraft und -freude immer stärker und bestimmender werden und nehmen verantwortungsbewußt und im Einklang mit Ihrer wahren Natur am Leben teil.

Affirmation: Ich liebe das Leben und erkenne meinen Platz und den Sinn darin.

Ätherische Öle zur Unterstützung: Rosmarin, Basilikum, Kampfer.

Astrologische Entsprechungen: Jupiter-neuntes Haus/Saturn-Konstellation.

13. CAYENNE
(Capsicum annuum)

Die Pflanze

Die *Cayenne*-Pflanze besitzt einen 60 cm hohen, kräftigen Stengel und langstielige Blätter. Die Blüten sind weißlich und stehen einzeln verteilt. Die kleinen pfefferartigen Früchte werden als Gewürz verwendet.

Die Blütenessenz

Thema: Aktivität für Veränderungen.

Grundursache: Energieblockaden; Passivität; Gefangenheit in gewohnten Verhaltensmustern.

Die Cayenne-Blütenessenz wirkt als starker Katalysator, um in Bewegung zu kommen und aus dem festgefahrenen Routinealltag auszubrechen. Sie stehen an einem Punkt in Ihrem Leben, an dem Sie einen Stoß brauchen, um sich weiterentwickeln und Unternehmungen in Angriff nehmen zu können, von denen Sie durch alte Gewohnheiten und routiniertes Verhalten abgehalten werden. Sie arbeiten z. B. schon jahrelang in einer Stellung, die inzwischen in keinerlei Zusammenhang mehr zu Ihren momentanen Fähigkeiten und Kenntnissen steht und Ihrem eigentlichen schöpferischen Können nicht mehr gerecht wird. Sie spüren zwar unterbewußt einen Handlungsdrang, aber dann siegt doch die Gewohnheit und das Sicherheitsstreben. Immer, wenn Sie das Gefühl haben, Dinge endlich realisieren zu müssen, die Sie sich schon lange vorgenommen haben, und es fehlt an dem nötigen Pepp und der Energie dazu, spricht das für die Einnahme der Cayenne-Blütenessenz. Die Eigenschaften der bekannten Pflanze sprechen schon für sich. Sie gibt Ihnen auch als Blütenessenz die Hitze und die Feurigkeit, die Sie brauchen, um endlich nach langer Stagnation und Unentschlossenheit aktiv zu werden und kraftvoll ein Stück nach vorne zu gehen. Sie reißt Sie aus dem Alltagstrott auf jeder Ebene und macht den Weg frei für neue Taten und Unternehmungen. Die Gewohnheitsblockaden und die bequeme Passivität werden durchbrochen, um in Ihnen selbst, Ihrem Verhalten, Ihrer Lebensweise, Ihrer Arbeitssituation oder innerhalb Ihrer zwischenmenschlichen Beziehungen Teilnahme zu zeigen.

Affirmation: Ich spüre die Kraft und Energie, um endlich etwas für notwendige Veränderungen zu unternehmen.

Ätherische Öle zur Unterstützung: Schwarzer Pfeffer, Rosmarin, Basilikum.

Astrologische Entsprechungen: Starke Betonung des zweiten Hauses, starke Besetzung im Zeichen Stier.

14. CHAMOMILE
(Anthemis cotula – Kamille)

Die Pflanze

Diese allgemein bekannt Heilpflanze aus der Familie der Korbblütler wächst 15 bis 30 cm hoch und blüht von Mai bis August.
Sie wird auf verschiedene Weise (Homöopathie, Salbe, ätherisches Öl) verwendet, wobei sie zur Wundheilung, bei Entzün-
dungen und besonders zur Entkrampfung, Entspannung und
Durchwärmung genutzt wird.

Die Blütenessenz

Thema: Gelassenheit und innere Ruhe.

Grundursache: Übersteigerte Ansprüche an sich selbst; hochge-
peitschter Energiepegel; krampfhaftes Wollen.

Genau wie in der Phytotherapie und Homöopathie eignet sich
diese alte Heilpflanze auch als Blütenessenz, um innere Anspannung und Verkrampftheit, die sich besonders in der Magen- und
Solarplexusgegend bemerkbar macht, zu lösen und wieder mehr
innere Ruhe einkehren zu lassen. Sie eignet sich besonders für die
gestreßten (bzw. sich stressenden) Erwachsenen, wie auch für
Kinder, die ihr noch hohes Energiepotential nicht kanalisieren
können und sich entsprechend aufgedreht und übertrieben aktiv
verhalten. Die Chamomile-Blütenessenz bringt Gelassenheit
und Gleichmut, so daß Sie sich von nervlichen Überlastungen

und gefühlsbedingten Aufregungen schnell wieder erholen können. Es tritt bei innerer Angespanntheit, besonders wenn Sie ungeduldige, krampfhafte Anstrengungen zum Erreichen Ihrer Ziele aufbringen, schnell das Gefühl ein, loslassen zu können und Vertrauen zu entwickeln, daß die Dinge, die sich für Sie auftun und erfüllen sollen, auch passieren werden, wenn Sie nur offen dafür sind, was Ihnen vom Leben im Überfluß angeboten wird. Oft verrennen Sie sich in eine Sache, von der Sie annehmen, sie unbedingt für sich verwirklichen zu müssen und übersehen dabei völlig die Möglichkeiten, die angeboten werden und nur noch angenommen werden müssen. Dahinter steckt Eigenwille und Selbstüberschätzung. Das, was Sie wirklich brauchen, wird immer vom Leben zur Verfügung gestellt, nur meinen Sie oft, selbst (vom Ego her) natürlich am besten zu wissen, was Sie wollen, und was für Sie gut ist, und lassen sich darüber hinaus nicht mehr auf die Eingebungen durch Ihre innere Stimme ein. Sie spielen vielleicht auch den gestreßten Manager, um sich zu beweisen, wie bedeutend Sie doch sind. *Chamomile* bringt in diesen Situationen die nötige Gelöstheit, Ausgeglichenheit und Entspannung.

Affirmation: Ich bin vollkommen entspannt, ruhig und gelöst.

Ätherische Öle zur Unterstützung: Lavendel, Kamille, Melisse.

Astrologische Entsprechungen: starker Mars-Einfluß, Mars im ersten Haus, Sonne oder Aszendent im Widder, Mars-Transit über Sonne oder Mars.

15. CHAPARRAL
(Larrea species – Jochblattgewächs)

Die Pflanze

Larrea ist eine Buschpflanze mit ausdauernden, lederähnlichen Blättern, die durch einen harzartigen Überzug vor zu hohen Wasserverlusten in der heißen Gegend, in der sie existiert, geschützt ist. Sie wurde früher von den Eingeborenen als Heilmittel, z. B. bei Rheuma und Gicht genutzt, während aus ihren Blättern ein Pfeilgift gewonnen wurde.

Die Blütenessenz

Thema: Tiefgehende Reinigung.

Grundursache: Abgetrenntheit von tiefgehenden, negativen Erfahrungen, die ins Unterbewußtsein verbannt wurden.

Die Chaparral-Blütenessenz entfaltet ihre Wirkung besonders während des Schlafs in der Traumphase. Durch Träume wird es Ihnen möglich, angestaute Bedürfnisse zu verarbeiten und aufzulösen. Die damit verbundenen Gefühle sind aus Angst vor der Konfrontation so stark verdrängt, daß Ihnen die Ursache für emotionale Blockierungen und Stagnation im Weiterentwicklungsprozeß nicht transparent werden kann. Sie spüren zwar, daß sich ihr Energiesystem nicht im Fluß befindet und Ihnen nicht alle Kraft zur Verfügung steht, die Sie eigentlich haben könnten, sehen aber keine Möglichkeit, dieser Einschränkung zu begegnen und sich von ihr zu befreien. Ihre Ursache steckt zu tief verdeckt in Ihnen, so daß der Zugang zu ihr verwehrt scheint. Mit Hilfe der Chaparral-Blütenessenz kommen Sie wieder in Kontakt mit der Quelle der Verdunkelung und Energieblockierung, und sie macht es möglich, daß Sie von diesen tief im Unterbewußtsein verhafteten negativen Energien gereinigt werden. Dies geschieht hauptsächlich während der Nacht, also im unbewußten Schlafzustand, indem die Schwingungen der Blütenessenz die Lösung der Blockaden unterstützen. Sie werden sich aber auch gleichzeitig im Wachzustand klarer darüber, wo die Ursache Ihres mangelnden Energieflusses steckt, können ein tiefes Verständnis für diese prägenden Erlebnisse entwickeln und sie annehmen. Sie erkennen die „Verunreinigungen" Ihrer Psyche und können deren Auflösung durch Ihr erweitertes Bewußtsein unterstützen.

Affirmation: Ich lasse meine unterdrückten, negativen Gefühle los und bin frei von allen Energieblockaden.

Ätherische Öle zur Unterstützung: Wacholder, Schwarzer Pfeffer, Basilikum.

Astrologische Entsprechungen: Sonne, Mond oder Aszendent im Skorpion, Pluto-Transite, andere starke Pluto-Betonung.

16. CORN
(Zea mays – Mais)

Die Pflanze

Der *Mais* gehört zu den Gräsern und wird zwischen zwei und drei Metern hoch. Der dicke, markerfüllte Stengel trägt 50 bis 150 Zentimeter lange, sehr breite Blätter. Die Maiskolben stehen in den Achseln der unteren Blätter und werden tütenförmig von vielen Hüllblättern umgeben, aus denen in der Blütezeit die langen Griffel der Fruchtknoten in einem dichten Büschel herausragen.

Die Blütenessenz

Thema: Bodenständigkeit (Erdung).

Grundursache: hohe Sensibilität und Empfänglichkeit; geistig-spirituelle Überbetonung.

Die Corn-Blütenessenz stellt die Verbindung mit Ihrer Mitte wieder her, so daß Sie mit beiden Beinen fest auf der Erde stehen können. Es geht darum, daß Sie trotz großer Empfindsamkeit und Rezeptivität für die Schwingungen in der Umgebung, besonders wenn diese durch viele Menschen und starke Eindrücke geprägt ist, in Ihrem Zentrum und mit der Erdenergie verbunden bleiben. Die Einnahme der Corn-Blütenessenz ist dann angezeigt und empfehlenswert, wenn Sie oft von größeren Menschenmengen umgeben sind, z. B. in einem großen Betrieb, oder wenn Sie in einer großen Stadt leben. Bei der Offenheit und Aufnahmebereitschaft gegenüber der Umwelt kann es zu einer Überforderung kommen, und Sie haben das Gefühl, nicht mehr zu wissen, wer Sie sind und was Sie eigentlich wollen. Dieser Zustand kann sich auch in intensiven Beziehungen zu Einzelpersonen einstellen oder wenn Sie sich zu stark mit spirituellen Techniken beschäftigen, so daß die Verbindung mit der materiellen Welt und dem sicheren Gefühl der Verwurzelung nicht mehr sehr ausgeprägt ist. Die Corn-Blütenessenz kann in diesem Fall helfen, wieder auf den Boden der Realität zu kommen und ihre geistigen (spirituellen) Erkenntnisse ausgewogen mit Ihrem Zentrum und der Erdenergie zu verbinden. Dadurch wird die Gefahr des geistigen Abschweifens und der Verwirrung entweder durch Ihre eindrucksstarke, vielseitige Außenwelt oder durch Ihre starken spirituellen Erfahrungen gebannt, und Sie erreichen in der wiedererlangten Zentriertheit mentale Klarheit und Überblick.

Affirmation: Ich stehe mit beiden Beinen fest auf dem Boden der Realität und spüre meine Verwurzelung mit der Erde.

Ätherische Öle zur Unterstützung: Wacholder, Sandelholz.

Astrologische Entsprechungen: Sonne, Mond oder Aszendent in den Fischen, andere starke Neptun-Betonung, Neptun-Transite.

17. DANDELION
(*Taraxum officinale – Löwenzahn*)

Die Pflanze

Der *Löwenzahn* aus der Familie der Korbblütler hat seine Blütezeit von April bis Juni und ist wohl eine der bekanntesten Wiesen-
pflanzen. In der Phytotherapie und Homöopathie wird er besonders bei Leber- und Gallenbeschwerden eingesetzt.

Die Blütenessenz

Thema: Loslassen von Verspannungen (Blockaden).

Grundursache: Unterdrücken und damit Festhalten von gefühlsmäßigen oder streßbedingten Spannungen.

Die Dandelion-Blütenessenz unterstützt die Lösung muskulärer
Verspannungen und Verkrampftheit. Wenn Sie Ihre emotionalen
Belastungen nicht konfrontieren und bewußt lösen wollen, werden Sie diese unterdrücken und verdrängen. Die unausgelebten
Emotionen werden sich nun irgendwo im Körpersystem nieder-
schlagen und festsetzen und dort den freien Energiefluß stören
und blockieren. Die Dandelion-Blütenessenz ist dann in erster
Linie zur Lösung von Verspannungen in der Muskulatur geeignet. Sie wirkt entspannend, indem sie die Fähigkeit fördert, diese
auf physischer Ebene manifestierten Blockaden zu erkennen und
loszulassen. Sie leistet gute Dienste, wenn Sie ihre körperlichen
Widerstände in Therapien wie Bioenergetik oder Rebirthing lö-

sen möchten, um wieder mehr in Fluß zu kommen und sich für die Lebensenergie, die Sie unaufhörlich umgibt, zu öffnen. Denn ist die Muskulatur verspannt, wird der Energieaustausch zwischen dem Äther- und dem physischen Körper gestört und die Verbreitung von Lebensenergie im ganzen Körper gehemmt, was sich langfristig auf die Gesundheit im physischen Bereich auswirken muß. Es wird der Gesamtaustausch zwischen allen Körpern unmöglich und die Vitalität und die Fähigkeit zu vollkommenem Wohlbefinden verhindert. Die Dandelion-Blütenessenz kann hier gute Dienste leisten, indem sie Ihre bewußte Entscheidung, mit Ihrem Körper für dessen Entspannung zu arbeiten, wesentlich unterstützt und die Befreiung aus den den Lebensfluß blockierenden Muskelverspannungen beschleunigt und vereinfacht. Dies bringt eine neue Klarheit in Ihre Gedanken und läßt Sie Ihre Gefühle offen und befreiend zum Ausdruck bringen.

Affirmation: Ich bin frei von allen körperlichen Verspannungen und bin im Fluß mit meiner Gefühlswelt.

Ätherische Öle zur Unterstützung: Lavendel, Melisse, Rosmarin.

Astrologische Entsprechungen: Mond/Saturn-Konstellation, Mond/Pluto-Konstellation, Mars- und Pluto-Betonung.

18. DEER BRUSH
(Ceanothus integerrimus – Säckelblume)

Die Pflanze

Die *Säckelblume* trägt einen Stengel, aus dem eine Vielzahl von traubenartig im Kreis und auf einem Stiel stehende Blüten hervorgehen. Diese kleinen Einzelblüten sind weiß gefärbt. Die Pflanze wird auch in der Homöopathie zur Milz- und Lebergesundung eingesetzt.

Die Blütenessenz

Thema: Reinheit des Herzens.

Grundursache: Herz-Chakra nicht genügend geöffnet und gereinigt; Zwiespalt zwischen Handeln aus dem Herz-Chakra oder tieferen Chakras.

Die Deer Brush-Blütenessenz reinigt und stärkt das Herz-Chakra. Wenn Sie diese Blütenessenz benötigen, befinden Sie sich in einem Zustand des Unsicherheitsgefühls über den Hintergrund und die Motive Ihrer Handlungen, oder aber Sie spüren deutlich, daß Ihre Taten und Unternehmungen nicht gerade reiner, selbstloser Liebe entspringen. Es ist einfach mal wieder nötig, Ihr Herz-Zentrum von Blockaden und unterdrückten Gefühlen zu befreien, um durch einen offenen, freien Energiefluß durch das Herz-Chakra zu ermöglichen, daß der Ursprung allen Handelns Liebe und Licht ist, anstelle unbewußter und unklarer Motive.

Die Deer Brush-Blütenessenz hat eine stark klärende Wirkung und wäscht durch Unbewußtheit oder Verdrängung entstandene Gefühlsblockaden wieder aus. Ist die Zentrierung im Herzen wieder möglich, so bringt dies eine große Klarheit mit sich, und die anstehenden, gefühlsbedingten Entscheidungen fallen wie von selbst. Die ständige Unentschlossenheit, welchen Gefühlen Sie am besten folgen sollten, löst sich auf, und an ihre Stelle tritt die Durchdrungenheit mit Herz-Energie, die alle Überlegungen überflüssig macht und geradewegs zu der für alle Beteiligten besten und nützlichsten Richtung führt und diese zum Ausgangspunkt aller Handlungen werden läßt. Das Herz ist wieder offen und rein.

Affirmation: Ich handle aus meinem Herz-Zentrum heraus.

Ätherische Öle zur Unterstützung: Rose, Rosenholz, Geranie, Jasmin.

Astrologische Entsprechungen: Mond/Saturn- und Venus/Saturn Konstellation.

19. DILL
(Anethum graveolens – Gurkenkraut)

Die Pflanze

Das *Gurkenkraut* gehört zu der Familie der Doldengewächse. Die 40 bis 100 cm hohe Pflanze mit graugrünem Stengel und goldgelben Blüten zeichnet sich durch einen intensiven aromatischen Geruch aus, weshalb sie auch als Gewürzpflanze genutzt wird.

Die Blütenessenz

Thema: Verarbeitung von übermäßigen Eindrücken.

Grundursache: Übermäßige Stimulation durch äußere Eindrücke und Erfahrungen.

Diese Blütenessenz paßt besonders gut in unsere jetzige Zeit, in der Ruhe und Entspannung ohne äußere Überlastungen ein Fremdwort ist. Vor allem Menschen, die in großen Städten leben oder ein Arbeitsumfeld mit vielen anderen Angestellten oder Apparaturen haben, können die Dill-Blütenessenz gut gebrauchen. Die vielen überlagerten und in der kurzen Zeit nicht verarbeiteten Schwingungen und Einflüsse, die sie von außen überschwemmen, können Sie so mehr an sich vorüberziehen lassen, ohne mit einem überreizten Nervensystem und Überspanntheit darauf reagieren zu müssen. Die Überbeanspruchung durch Außenreize und Stimulantien wird jedoch auch oft selbst gewählt, da es Ihnen unmöglich erscheint, bei Ihrer starken inneren Unruhe nach einem anstrengenden Arbeitstag Stille und Entspanntheit zu genießen. Sie können schlecht abschalten, sondern verbringen selbst Ihre Abende und Wochenenden damit, sich in den Rummel und Krach von Discos, lauten Kneipen etc. zu stürzen, was zwangsläufig zu einer noch stärkeren Überlastung des Nervensystems führen muß. Durch die Einnahme der Dill-Blütenessenz wird Ihnen wieder die Möglichkeit gegeben, einen langsameren und dafür tieferen Lebensrhythmus anzunehmen und zu lernen, wie wohltuend eine Verschnaufpause in der Stille der Natur oder an einem fernsehfreien Abend sein kann. Nur indem Sie sich selbst in Ihren freien Stunden echte Erholung und eine Möglichkeit zur Regeneration gönnen, sind Sie in der Lage, die unveränderlich scheinenden Außenreize im Geschäftsleben und in der Hektik in den Städten unbelastet zu überstehen.

Affirmation: Ich kann die äußeren Eindrücke gut verarbeiten und behalte meine innere Ruhe.

Ätherische Öle zur Unterstützung: Lavendel, Kamille, Melisse.

Astrologische Entsprechungen: Starke Besetzung in der Jungfrau/sechstes Haus oder in den Fischen/zwölftes Haus, andere Neptun-Betonung.

20. DOGWOOD
(Cornus nuttalii – Hartriegel)

Die Pflanze

Der *Hartriegel* ist ein Strauch, dessen Zweige sich im Herbst rötlich färben. Seine Blätter sind zugespitzt, an der Unterseite heller
als oben und leicht behaart. Die Blüten wachsen in weißlichen,
ebenfalls behaarten Trugdolden. Die Früchte des Hartriegel sind
schwarzfarbene, beerenartige Steinfrüchte.

Die Blütenessenz

Thema: Heilung der Gefühlswelt.

Grundursache: Emotionale Schocks in der Kindheit; schlechte
Erfahrungen, die zur Verschließung des Herz-Zentrums als
Schutzreaktion führten.

Die Dogwood-Blütenessenz hilft Ihnen, frühere Gefühlstrau-
mata zu lösen und Ihr Herz wieder für warme, von Weichheit ge-
tragene zwischenmenschliche Beziehungen zu öffnen. Die
Grundlage für die Fähigkeit, sich geliebt zu fühlen und damit
auch andere lieben zu können, wird in der Kindheit gelegt. Bestehen bei der Mutter bewußte oder unbewußte Widerstände gegen
das Kind während der Schwangerschaft oder in der Kinderzeit,
führt dies zwangsläufig zu dem Gefühl, nicht gewollt zu sein.
Um dieser schmerzhaften Erfahrung nicht länger ausgeliefert zu
sein, beschlossen Sie unterbewußt, sich zu verschließen und Ihr

Mißtrauen in Gefühlsdingen in den Vordergrund zu stellen, um sich für immer vor Verletzungen zu schützen. Dies bringt leider mit sich, daß auch Gefühle wie Freude und Liebe nicht mehr aufgenommen und weitergegeben werden können. Nur wenn Sie sich selbst lieben und durch Übernahme der Verantwortung auch für Ihr inneres Erwachsensein erkennen, daß Sie nicht für immer in dem gefühlsmäßigen Zustand eines ungeliebten Kleinkindes verharren brauchen, können Sie den nächsten Schritt tun und Ihre früh geschlagenen Wunden selbst heilen, indem Sie sich der großen, unerschöpflichen Quelle des Lichtes und der Liebe des Universums öffnen und auch gefühlsmäßig aktiv am Leben teilnehmen. Dies gibt Ihnen auf der Gefühlsebene die Energie, sich zu öffnen, mit anderen zu teilen und Ihr in der Kindheit zwar begründet gebildetes, aber jetzt nicht mehr benötigtes Mißtrauen abzubauen.

Affirmation: Ich lasse alte Gefühlserfahrungen los und öffne mein Herz.

Ätherische Öle zur Unterstützung: Rose, Rosenholz, Geranie, Neroli.

Astrologische Entsprechungen: Mond/Saturn-Konstellation, Venus/Saturn-Konstellation.

21. FILAREE
(Erodium circutarium – Schierlings-Reiherschnabel)

Die Pflanze

Der *Schierlings-Reiherschnabel* gehört zu den Storchschnabelgewächsen und wird zwischen 15 und 50 cm hoch. Die einjährige, behaarte Pflanze besitzt fünf violett gefärbte Kronenblüten und erhält ihren Namen von ihren Früchten mit ihrem langen, gedrehten Schnabel. Sie wächst auf Äckern und an Wegrändern.

Die Blütenessenz

Thema: Weite Sichtweise zur Wahrnehmung einer größeren Einheit.

Grundursache: Mangel an Abstand und Gesamtüberblick.

Die Filaree-Blütenessenz bewirkt, daß Sie aus einer weiteren Perspektive und einem größeren Abstand heraus die Relativität Ihrer Situation und Ihrer Schwierigkeiten erkennen. Es geht darum, sich nicht von unwesentlichen, kleinen Details vereinnahmen und tyrannisieren zu lassen, sondern Ihre Tätigkeiten und auch Ihre zwischenmenschlichen Beziehungen aus größerer Distanz zu sehen. Sie verlieren sich leicht in Einzelheiten, nagen sich an ihnen fest und meinen, Ihr Glück hänge davon ab, genau dieses kleine Mosaik Ihrer momentanen Lebenssituation oder bei Ihrer Arbeit lösen und klären zu können. Darüber hinaus vergessen Sie aber, daß das Leben ein Zusammenspiel vieler Teilstücke ist, und

Erkenntnisse am besten aus einem Gesamtüberblick aus der Vo-
gelperspektive gezogen werden können, und Ihr Erfolg sicher-
lich nicht von einem bestimmten winzigen Ausschnitt abhängt.
Durch Einnahme der Filaree-Blütenessenz kommen Sie wieder
in Kontakt mit Ihrer Mitte, können einen Schritt zurücktreten
und sich die Sache mit der nötigen Gelassenheit und im Gesamt-
zusammenhang betrachten. Sie entwickeln ein erhöhtes Unter-
scheidungsvermögen und bekommen ein Gefühl für die Wichtigkeit des Gesamtgeschehens, ohne sich länger auf ein Detail davon
zu versteifen.

Affirmation: Ich erkenne den größeren Zusammenhang und behalte den Überblick.

Ätherische Öle zur Unterstützung: Pfefferminze, Basilikum,
Kardamom.

Astrologische Entsprechungen: Starke Jungfrau/sechstes
Haus-Betonung.

22. FUCHSIA
(Fuchsia hybrida – Fuchsie)

Die Pflanze

Die *Fuchsie* gehört zu der Familie der Nachtkerzengewächse. Ihre Blütenbecher sind besonders lang und kräftig und meist rot gefärbt. Sie trägt abstehende, ebenfalls rote Blütenkelche und röhrenförmig zusammengelegte Kronblätter. Als Frucht bildet sie Beeren aus.

Die Blütenessenz

Thema: Eintauchen in Ihre/die wahren Gefühle.

Grundursache: Angst vor tiefen Gefühlen: Ausschließen von Energien, die als nieder betrachtet werden (Wut, Sex).

Bei der Fuchsia-Blütenessenz geht es um die Konfrontationsfähigkeit mit intensiven Gefühlen und deren Integration in Ihr Wesen. Anstatt sich vollkommen auf Ihre Emotionen einzulassen, unterstellen Sie diese Ihren geistigen Vorstellungen und sortieren die als negativ erachteten aus. Sie können diese Einstellung auch schon in Ihrer Erziehung mitbekommen haben. Dadurch, daß jetzt ein großer Teil des Gefühlspotentials immer unterdrückt wird, kommt es zu einem Gegendruck durch die verdrängten Gefühle, und Sie haben plötzlich über Beschwerden aller Art zu klagen, ohne daß die Ärzte wirklich etwas finden oder die eigentlichen Ursachen erkennen können. Da diese Ihnen selbst auch unklar bleiben, stellen Sie sich weiterhin auf der Gefühlsebene so dar, wie Sie sich gerne hätten und sich akzeptieren können, ohne in Kontakt mit Ihren wahren, tiefliegenden Emotionen zu sein. Es geht dabei in erster Linie um die Verdrängung und Unterdrükkung von Gefühlen wie Wut, Aggressionen und Sex, wobei Sie sich im klaren sein müssen, daß dann auch die Umwandlung dieser starken Kräfte in Liebe und Mitgefühl und damit echte Gefühlsverbindungen erschwert werden. Die Fuchsia-Blütenessenz schafft wieder Kontakt mit der echten Gefühlswelt und erleichtert, damit umzugehen. Sie bringt das Verständnis mit sich, welche Bedeutung diese Echtheit und die Fähigkeit, die wahren Gefühle auszudrücken, haben, und daß sie die Voraussetzung für Ihre Ganzheit und Heilung ist. Sie können nur im Fluß des Lebens sein und sich weiterentwickeln, wenn Sie alle Aspekte Ihres Seins wahrnehmen und integrieren.

Affirmation: Ich werde meiner wahren Gefühle bewußt und drücke sie direkt und ehrlich aus.

Ätherische Öle zur Unterstützung: Jasmin, Neroli, Ylang-Ylang, Basilikum.

Astrologische Entsprechungen: Mond/Pluto-, Venus/Pluto-Konstellation, andere Pluto-Betonung.

23. GARLIC
(Allium sativum – Knoblauch)

Die Pflanze

Knoblauch gehört zu der Familie der Liliengewächse. Er trägt flache Blätter und sein Blütenschaft endet mit einem dichten Blütenstand, der von einem weißlichen, tütenförmigen Hochblatt umgeben ist. Die Blüten sind rötlich-violett. Die einheitlich erscheinende Zwiebel setzt sich aus mehreren Brutzwiebeln (Zehen) zusammen. Der Knoblauch ist als Gewürzpflanze bekannt und wird außerdem in der Phytotherapie bei Arteriosklerose und zur Blutreinigung eingesetzt.

Die Blütenessenz

Thema: Widerstandskraft und Sicherheitsgefühl.

Grundursache: Energieverlust durch große Ängstlichkeit; geschwächte Widerstandskraft; Unsicherheit; Angst manifestiert sich besonders durch Verspannungen in der Solarplexus-Gegend.

Die Garlic-Blütenessenz stärkt Ihr Abwehrsystem auf allen Ebenen und gibt Ihnen mehr Selbstvertrauen und Festigkeit. Sie befinden sich in einem Allgemeinzustand der Unsicherheit und der Angst. Das führt zu Angespanntheit, Nervosität und Schwächegefühl. Sie haben von sich den Eindruck, als ob Sie vom kleinsten Windhauch umgeweht werden könnten und fühlen sich entsprechend kraftlos. Dies ist eine Situation, in der Sie auch auf körperlicher Ebene anfällig für das Eindringen und die nicht durch das Immunsystem verhinderte Vermehrung von Bakterien und Viren sind. Wie auch der Knoblauch als Pflanze, so wirkt die Garlic-Blütenessenz „antiseptisch", auch im feinstofflichen Bereich, klärt die durch Angst entstandenen Verkrampfungen in der Magengegend und macht so das Nabel-Chakra frei, um in ihm wieder Stärke und Willenskraft zu entwickeln und Ihre Überängstlichkeit loszulassen. Der gesamte Organismus gewinnt an Widerstandskräften und kann sich so vor "Eindringlingen" jeder Art besser schützen. Durch Einnahme der Garlic-Blütenessenz fühlen Sie sich von Ihrem Unsicherheitsgefühl befreit, spüren, wie sich die innere Kraft wieder entwickelt und stärker wird. Sie fühlen sich energievoll und gefeit gegen negative Schwingungen aus der Außenwelt. Das Angstgefühl in der Gegend Ihres Solarplexus wird gelöst, und es macht sich dafür Ruhe, Stabilität und Entspanntheit breit.

Affirmation: Ich spüre, wie meine Selbstsicherheit und meine Widerstandskraft immer stärker werden.

Ätherische Öle zur Unterstützung: Bergamotte, Eukalyptus, Rosmarin.

Astrologische Entsprechungen: Mond/Neptun-Konstellation, Neptun im ersten Quadranten.

24. GOLDEN EAR DROPS
(Dicentra chrysantha – Herzblume)

Die Pflanze

Die *Herzblume* ist wie die Bleeding-Heart-Pflanze eine Herzglök-kerl-Art und gehört zu der Familie der mohnartigen Pflanzen. Sie hat niedrige Stengel und trägt goldgelbe, kleine Blüten.

Die Blütenessenz

Thema: Aufarbeiten und Loslassen negativer Kindheitserfahrungen.

Grundursache: Verdrängte, schmerzvolle Erfahrungen und Erlebnisse aus der Kindheit.

Die Golden Ear Drops-Blütenessenz hilft, frühe negative Erfahrungen aus der Kindheit wieder ins Bewußtsein zu bringen, zu verarbeiten und die Fähigkeit zu entwickeln, sie wirklich zu verstehen und zu akzeptieren. Erst dieser Schritt ermöglicht die Lösung der unterdrückten und unterschwellig einschränkend wirkenden Blockaden, die so lange Zeit so viel Energie gebunden und Sie unfrei gemacht haben. Sie erhöht die Bereitschaft, sich jetzt als Erwachsener mit noch so schmerzlichen Erlebnissen zu konfrontieren und durch deren Akzeptanz und Loslassen es Ihnen zu ermöglichen, wieder ein Stück in Richtung Ihres eigentlichen Wesens, Ihrer Freiheit und Ihres Wohlbefindens zu gehen. Durch die Bewußtwerdung dieser Erfahrungen und der aus ihnen resultierenden Verhaltensmuster, Ängste und Mißtrauen, wird Ihnen auch klarer, warum Sie sich noch heute in bestimmten Situationen zurückhalten, sich minderwertig fühlen und sich durch Abgeschlossenheit schützen wollen. Sie erkennen die Zusammenhänge zwischen den früheren Erlebnissen und Ihrem momentanen Lebensstil und können diesbezüglich jetzt als Erwachsener, als der Sie keine Angst mehr vor Verlassenheit und Zurückweisung zu haben brauchen (und diese als Manifestation Ihrer Angst davor auch nicht mehr anzuziehen brauchen), neue Verhaltensformen entdecken und selbst Verantwortung für Ihre Lage übernehmen. Sie können nun selbst für sich sorgen, indem Sie sich der Liebe und Energie eines größeren Ganzen öffnen und in sich selbst die Quelle der Liebe und des Lichtes fließen lassen. Dies setzt jedoch die, wenn auch leidvolle, so doch unerläßliche Wiedererfahrung und Bewußtwerdung der blockierenden Energien voraus, wobei die Golden Ear Drops-Blütenessenz sehr gut unterstützend wirksam sein wird.

Affirmation: Ich verarbeite meine Kindheitserinnerungen und bin frei von allen Gefühlsblockaden.

Ätherische Öle zur Unterstützung: Neroli, Rosenholz, Rose, Jasmin.

Astrologische Entsprechungen: Sonne-, Mond-, Merkur-, Venus- oder Mars/Saturn-Konstellationen.

25. GOLDENROD
(Solidago sp. – Goldruten-Art)

Die Pflanze

Die *Goldrute* gehört zu der Familie der Korbblütler und ist ein Staudengewächs. Der 10 bis 80 cm hohe Stengel trägt die kleinen, goldgelben Blumenkörbchen in einer endständigen Traube. Die Blütezeit ist von Juli bis Oktober. Als Heilpflanze hat sich die Goldrute besonders bei Beschwerden und Erkrankungen im Urogenitaltrakt verdient gemacht.

Die Blütenessenz

Thema: Echte Selbstdarstellung gegenüber der Außenwelt.

Grundursache: Mangelnde Selbstsicherheit; Unbewußtsein über Ihr wahres Wesen; Bedürfnis nach Anerkennung durch die anderen.

Die Goldenrod-Blütenessenz schafft ein Gleichgewicht zwischen der Entwicklung und Darstellung Ihrer eigenen Persönlichkeit einerseits und dem Aufgehen in der Gruppe und der Gesellschaft andererseits. Sie fördert Ihren authentischen Selbstausdruck unabhängig von äußeren Verhältnissen. Es gelingt mit ihrer Hilfe und dem entsprechenden Bewußtsein immer besser, Ihre Individualität zu spüren und im Einklang mit den sozialen Erfordernissen zum Ausdruck zu bringen. Es ist dabei notwendig, daß Sie erst einmal zu sich selbst ehrlich sind und Ihre Persönlichkeit spüren, um diese in ihrer Ganzheit und auf ehrliche und echte Weise zeigen zu können. Sie sehen die Gesellschaft oder Ihren Freundeskreis nicht länger als eine Vereinigung an, der gegenüber Sie sich beweisen müssen, oder in der Sie sich nicht so darstellen dürfen und können, wie Sie es gerne möchten. Auf diese Weise wird es möglich, Ihre Masken und Verstellungen, entweder um Aufmerksamkeit auf sich zu ziehen oder aus Angst, sich in Gruppensituationen authentisch zu zeigen, fallenzulassen, statt dessen auf Ihren inneren Reichtum und Ihre wahren Eigenschaften zu zählen und sie ohne Angst und ohne etwas damit erreichen zu wollen, an den Tag zu legen. Die Art, sich zu zeigen, wird nicht mehr aus Ihrem Unsicherheitsgefühl heraus geprägt und gebildet, sondern entspringt ganz natürlich und direkt Ihrem ins Bewußtsein gelangten wahren Sein. Sie brauchen nicht weiter darüber nachzudenken, etwas zu verändern oder abzublocken, noch sich in irgendeiner Weise anzupassen oder in der Gruppensituation zu verlieren.

Affirmation: Ich erkenne meine wahre Persönlichkeit und bringe sie vollkommen und authentisch zum Ausdruck.

Ätherische Öle zur Unterstützung: Wacholder, Lavendel, Salbei.

Astrologische Entsprechungen: Saturn im zehnten oder elften Haus, Sonne/Saturn-Konstellation.

26. HOUND'S TONGUE
(Cynoglossum grande – Hundszunge)

Die Pflanze

Die *Hundszunge* gehört zu der Familie der Rauhblattgewächse. Die filzig behaarte Pflanze trägt an ihrem verzweigten Stengel kleine braune Blüten an endständigen Rispen. Die Blütezeit ist von Mai bis Juni. Die an sandigen Plätzen und Feldrainen verbreitete Pflanze gibt einen unangenehmen Geruch von sich.

Die Blütenessenz

Thema: Vom Materialismus zur Spiritualität.

Grundursache: Fixierung auf materielle Sichtweise, niederer Intellekt; Selbstreduktion auf die materiell/körperliche Ebene.

Die Hound's Tongue-Blütenessenz ist für Sie geeignet und förderlich, wenn Sie Ihr Blickfeld auf die materielle Welt reduziert haben. Sie können die Geschehnisse Ihres Umfelds lediglich mit den Augen des sicherheitsdenkenden, durch die einseitige Wahrnehmung energetisch eingeschränkten, oberflächlichen Zuschauers sehen, was es Ihnen schwierig macht, sich in höhere spirituelle Ebenen aufzuschwingen und Ihr Energiepotential durch Transformation der niedrigsten Stufe der Körperlichkeit und des materiellen Denkens auch auf den höheren Stufen zu entwickeln und damit für sich selbst und die Allgemeinheit effektiv zu nutzen. Die eingeschränkte Betrachtungsweise macht Sie abgestumpft, und es besteht eine immer geringere Lebendigkeit und Frische in Ihrer Persönlichkeit. Durch die Einnahme der Hound's Tongue-Blütenessenz erreichen Sie eine größere Tiefe und gleichzeitig eine weitere Sichtweise, die über das Ergötzen an Speise und Trank und der rein körperlichen Vereinigung mit Beziehungspartnern hinausgeht. Sie bekommen einen größeren Abstand zu Ihrem Festhalten an substantiellen Werten und können sich wieder mehr in Richtung Bewußtseinserweiterung und tieferes Verständnis für Ihr Leben und Ihre Rolle auf dieser Welt und auch die Bedeutung der materiellen Dinge orientieren. Das macht den Weg frei zur Wahrnehmung Ihrer Ganzheit und zur Erkenntnis, daß Sie nur das Licht und die Gaben dieses Daseins erkennen und in voller Vitalität mit ihnen in Einklang stehen können, wenn Sie Ihren Horizont erweitern, das Vorhandensein Ihrer emotionalen und geistigen Welt erkennen und diese in Ihr Sein und Ihre Sichtweise integrieren.

Affirmation: Ich öffne mich für alle Ebenen meines Seins und gehe über meine enge materielle Sichtweise hinaus.

Ätherische Öle zur Unterstützung: Rosenholz, Neroli, Pfefferminze.

Astrologische Entsprechungen: Starke Betonung des zweiten Hauses oder im Zeichen Stier.

27. INDIAN PAINTBRUSH
(Castilleja miniata – Indischer Malpinsel)

Die Pflanze

Der *indische Malpinsel* trägt viele lanzettenförmige Blätter. Seine Blüten sind schlauchförmig und rot gefärbt.

Die Blütenessenz

Thema: Schöpferische Kraft und Lebendigkeit.

Grundursache: Festhalten eines niedrigen Energiepegels; mangelnder Kontakt zu seinem schöpferischen Energiepotential.

Die Indian Paintbrush-Blütenessenz schafft eine feste Verbindung zu Ihrem kreativen Können und der Energie zu dessen Verwirklichung. Wenn Sie diese Blütenessenz benötigen, befinden Sie sich gerade auf einem sehr niedrigen Energieniveau, auf dem Sie keine Möglichkeit sehen, Ihren Impulsen, sich kreativ zu betätigen, zu folgen, oder Sie haben ohnehin kein Zutrauen zu Ihrer Kreativität. Dies verstärkt die negative und mutlose Haltung gegenüber Ihrem Können, was zu einem Teufelskreis führt, da sich dieses falsche Selbstbild immer wieder in Form mangelnder Antriebskraft und geringem Durchhaltevermögen in Tätigkeiten zum Ausdruck Ihrer Schaffenskraft manifestieren wird. Sie tendieren außerdem dazu, sich mehr auf die Notwendigkeiten des Alltags zu beschränken, als sich Höhenflüge voller Lebendigkeit bei Ihren kreativen Fähigkeiten zuzumuten. Dies bringt ein Festkleben an Realitätssinn und Erdverbundenheit mit sich, das ein Aufsteigen in einen ausdauernden schöpferischen Selbstausdruck schwierig macht. Durch Einnahme der Indian Paintbrush-Blütenessenz werden Sie sich wieder mehr Ihres schwachen Energieflusses bewußt und können die Energie, die zur Bildung einer stärkeren Willenskraft zum Selbstausdruck, eines starken Konzentrations- und Durchhaltevermögens zur Verfügung steht, für sich annehmen und für Ihre Weiterentwicklung und Wiedererlangung einer gesteigerten Lebendigkeit nutzen. Aus der Tiefphase herausgekommen, erkennen Sie die Möglichkeit, Ihre Selbstentfaltung zu fördern, wenn Sie bereit sind, mit Bewußtheit durch ein solches Tief zu gehen, dessen Ergebnis bestimmt eine erneute Wachstumsstufe in Ihrem Entwicklungsprozeß und einen erhöhten Zugang zu Ihrem Energiepotential bedeutet.

Affirmation: Ich bin wieder voll in Kontakt mit meinem schöpferischen Potential.

Ätherische Öle zur Unterstützung: Rosmarin, Basilikum, Salbei.

Astrologische Entsprechungen: Sonne-fünftes Haus/Saturn-Konstellation.

28. INDIAN PINK
(Silene californica – Leimkraut

Die Pflanze

Das *Leimkraut* gehört zu der Familie der Nelkengewächse. Bei vielen Arten ist der obere Stengelabschnitt durch Drüsenhaare klebrig, was dem Schutz vor Insekten dienen soll. Das Zentrum der Pflanze ist dunkel, während die äußeren Blütenblätter rot gefärbt sind.

Die Blütenessenz

Thema: Zentriertheit.

Grundursache: mangelnder Kontakt zur Erde; aus Ihrer Mitte geworfen.

Die Indian Pink-Blütenessenz hilft Ihnen, wenn Sie leicht durch jede Kleinigkeit und besonders durch eine erhöhte Aktivität in Ihrer Umgebung, sei es nun in Ihrer Familie, im Straßenverkehr oder am Arbeitsplatz, aus Ihrem Zentrum geworfen werden. Dies schlägt sich dann sogleich in mangelnder Konzentrationsfähigkeit und leichter Verwirrtheit nieder, so daß Sie schnell nicht mehr wissen, was Sie eigentlich vorhatten und in Angriff nehmen wollten oder wie Sie sich auf geistige und auch körperliche Arbeit konzentrieren sollen. Es fehlt Ihnen in diesen Momenten, sich trotz der lärmenden oder stressenden Außenwelt sammeln und in sich ruhen zu können. Ihr Bewußtsein bleibt auf die gei-

stige Ebene beschränkt, obwohl Sie sich auf Ihre Mitte (auf Körperebene: 3-Finger-breit unter dem Nabel) einstellen und dort
Ihre Energie spüren, sammeln und halten sollten, bis Sie wieder
das Gefühl der Festigkeit und Stabilität bekommen und aus dieser
Zentriertheit heraus in aller Ruhe mit der Geschäftigkeit Ihrer
Umgebung fertigwerden können. Dieses Wiedererlangen der inneren Ruhe, Gelassenheit und Festigkeit, unabhängig von den
äußeren Bedingungen, wird durch die Indian Pink-Blütenessenz
stark unterstützt, so daß Sie durch die Kombination der Essenz
mit erdenden Körperübungen und einem entsprechenden Men-
taltraining leichter wieder in Ihre Mitte zurückfinden werden.

Affirmation: Ich bin vollkommen ruhig und in meiner Mitte.

Ätherische Öle zur Unterstützung: Wacholder, Sandelholz,
Pfefferminze.

Astrologische Entsprechungen: Merkur/Neptun-Konstella-
tion, starke Betonung der Luftzeichen.

29. IRIS
(Iris douglasiana – Schwertlilie)

Die Pflanze

Die *Schwertlilie* besteht aus einem Hauptstengel, der an seinem
Ende eine große Gipfelblüte trägt. Das untere Hochblatt bleibt
steril, während das obere die Blüte bildet. Die Pflanze basiert auf
einem holzigen Rhizom, in der sie Wasser speichern und nach Bedarf aufnehmen kann.

Die Blütenessenz

Thema: Inspiration (im kreativem Prozeß).

Grundursache: Selbstbegrenzung; Verschlossenheit gegenüber
den spirituellen Eingebungen für seinen kreativen Selbstausdruck.

Die Iris-Blütenessenz hilft Ihnen aus dem Gefühl der Unzulänglichkeit und der mangelnden Fähigkeit, sich schöpferisch darzustellen, heraus und bringt Sie wieder in Kontakt mit Ihrer Spiritualität, über die Sie mühelos Energie und Inspiration aus einer
höheren, überpersönlichen Quelle erhalten. So entwickeln Sie
das Gefühl der Verbundenheit und der Sicherheit, in ein größeres
Ganzes eingebettet zu sein, das Ihnen alles liefert, was Sie an
Kraft und Ideen brauchen, um sich kreativ zu betätigen und damit in praktischer Ausführung das zu schaffen und darzustellen,
weswegen Sie sich in diesem Leben inkarniert haben. Es entsteht

ein ständiger Fluß zwischen der Aufnahme aus dem Universum und der Ihrem Individuum entsprechenden Art und Weise des Ausdrucks dieser Energie. Sie brauchen nicht länger im Gefühl der Selbstzweifel zu verharren, sondern können sich vertrauensvoll der allgegenwärtigen Quelle des Ganzen hingeben und die Ihnen übermittelten Impulse aufnehmen und in kreative Arbeit umsetzen. Die Beschränkungen, die Sie sich durch die Sichtweise, selbst entscheiden und wissen zu müssen und zu können, wer Sie sind und was es hier für Sie zu tun gibt, selbst auferlegt haben, lösen sich damit von selbst auf, und Ihre Seele kann sich direkt durch Ihr Sein und Ihre Aktivitäten ausdrücken, ohne daß die Hemmung und Bremsung durch Ego-bedingte Eigenwilligkeit Sie davon abhalten könnte.

Affirmation: Ich bin in Kontakt mit dem Ganzen und erfahre so Inspiration und Kraft ohne mein Zutun.

Ätherische Öle zur Unterstützung: Pfefferminze, Basilikum, Kardamom.

Astrologische Entsprechungen: Sonne-fünftes Haus/Saturn-Konstellation.

30. LARKSPUR
(Delphinium depauperatum – Rittersporn-Art)

Die Pflanze

Der *Rittersporn* gehört zu der Familie der Hahnenfußgewächse. Er trägt handförmige Blätter mit breiten Zipfeln und blauviolette Blüten, die in einer lockeren Traube angeordnet sind.

Die Blütenessenz

Thema: Echte Führungsqualitäten.

Grundursache: Selbstbezogenheit; Selbstüberschätzung; Härte gegen sich selbst.

Die Larkspur-Blütenessenz dient dazu, die Eigenschaften einer wahren Führernatur zu erkennen und zu leben und die entsprechende Verantwortung zu übernehmen. Die Hauptgefahr, die in einer Situation oder Stellung, in der Sie die Leitung übernehmen, besteht, ist das Aufputschen der Ego-Kräfte in dem Sinne, daß Sie in Ihrer Funktion nicht mehr das Wohl und die Förderung der anderen oder der Sache, die Sie vertreten, im Auge haben, sondern die Entwicklung und Herausstellung Ihrer Persönlichkeit in den Vordergrund stellen. Sie versuchen nicht, durch Achtung vor Ihren Fähigkeiten, andere zu leiten, sondern durch Strenge und Überheblichkeit sich Einfluß zu verschaffen. Damit ist niemandem gedient, da Sie Ihre Führungsposition aus dieser Einstellung und Handlungsweise heraus nicht sehr lange wirklich halten können und da andererseits nicht mehr das ursprüngliche Vorhaben der selbstlosen Leitung zum Nutzen aller realisiert wird. Die Larkspur-Blütenessenz verhilft Ihnen in dieser Situation zu der Erkenntnis, daß wahre Führerschaft ein Einbringen Ihrer ganzen Person mit Herz und Verstand bedeutet, und Sie eigentlich für diese Fähigkeit und Aufgabe, die Sie ohnehin schon über andere stellt, dankbar sein sollten, anstatt sie für Ihre eigenen Machenschaften und Ihre Selbstaufwertung auszunutzen. Außerdem wird es Ihnen bewußt werden, daß eine wirkliche Persönlichkeit, ohne auf sich selbst oder andere großen Druck auszuüben oder sich durch Härte gegen sich selbst und damit scheinbare Selbstaufopferung in den Vordergrund zu rücken, für ihr bloßes Auftreten respektiert und anerkannt wird. Erst durch den Ausdruck echten Aufgehens in Ihrer Aufgabe und der dabei empfundenen Freude und Erfüllung werden Sie der Ihnen anvertrauten Führungsrolle gerecht und besitzen die Fähigkeit, selbstlos der Gesamtheit zu dienen und Vorbild zu sein.

Affirmation: Ich setze die mir zufließenden Führungskräfte zum Wohle aller ein.

Ätherische Öle zur Unterstützung: Basilikum, Rosenholz, Wacholder.

Astrologische Entsprechungen: Sonne oder Mars/Saturn-Konstellation.

31. LAVENDER
(Lavendula officinalis – Lavendel)

Die Pflanze

Der *Lavendel* ist ein 30 bis 60 cm hoher Halbstrauch mit blauvioletten Blüten und gehört zur Familie der Lippenblüter. Er wird aufgrund seines aromatischen Wohlgeruchs in der Parfümindustrie und in der Aromatherapie genutzt. Schon hier ist er für seine beruhigende, nervenerholende Wirkung bekannt.

Die Blütenessenz

Thema: Gelöstheit und innere Ruhe.

Grundursache: Überbeanspruchung des Nervensystems aufgrund von Überempfindlichkeit gegenüber oder Überschwemmung durch Außenenergien, besonders geistiger Art.

Die Lavender-Blütenessenz wird gebraucht, wenn Sie sich zu sehr unter Druck durch geistige oder spirituelle Ziele setzen und dadurch Ihre Entwicklung zwanghaft nach vorne treiben wollen. Das führt unweigerlich zu einer Dauerspannung, die sich auf körperliche Ebene durch Verspannungen im Kopf- und Nackenbereich und ein überreiztes Nervensystem manifestiert. Unter dieser Spannung ist es jedoch gerade unmöglich, offen für weitere Impulse aus dem höheren Bereich zu sein und tatsächlich etwas für Ihre Selbstentfaltung zu tun. Die Fähigkeit zur Entspannung und inneren Ruhe ist Voraussetzung, in den natürlichen Lebensfluß zu kommen und auch Ihr geistiges Potential zu entwikkeln. Bei ständiger Beanspruchung durch spirituelle Übungen zur gewünschten Beschleunigung Ihres Wachstumsprozesses, erreichen Sie genau das Gegenteil und sind durch die Anspannung blockiert. Dies erfolgt aus mangelndem Vertrauen in die eigene Weisheit Ihres inneren Führers auf der spirituellen Reise und hemmt nur Ihr Weiterkommen. Die Lavender-Blütenessenz hilft, dies zu erkennen und Sie wieder in eine gelöstere und friedvollere Stimmung zu versetzen. Sie akzeptieren Ihr tiefes Bedürfnis nach Ruhe und Entspannung und lassen Ihre Anstrengungen einfach los, um Platz für neue Eingebungen zu schaffen. Ihr Nervenkostüm bekommt so die Möglichkeit, zu regenerieren und für neue Energieeinflüsse aus Ihrem spirituellen Körper offen zu sein und diese auch verarbeiten zu können. Sie fühlen sich wieder im Einklang mit sich selbst, indem Sie sich die Ruhe gönnen, die für die Wahrnehmung Ihrer inneren Stimme, die Sie als einzige in die richtige Richtung bringen kann, nötig ist.

Affirmation: Ich bin völlig entspannt und gelöst.

Ätherische Öle zur Unterstützung: Lavendel, Melisse, Kamille.

Astrologische Entsprechungen: Mars- oder Pluto-Betonung.

32. LOTUS
(Nelumbo nucifera – Lotos)

Die Pflanze

Die *Lotos*pflanze gehört zu der Familie der Seerosengewächse. An dem im Schlamm kriechenden Wurzelstock stehen auf ein bis zwei Meter langen Stielen die 30 bis 60 cm großen, blaugrün bereiften, flachtrichterförmigen, runden Blätter. Ihre Blüten mit dem Durchmesser von 18 bis 35 cm sind von rosenroter Farbe.

Die Blütenessenz

Thema: Harmonie und spirituelle Öffnung (Offenheit).

Grundursache: Bedürfnis nach spiritueller Bewußtseinserweiterung.

Die Lotus-Blütenessenz besitzt keine spezifische Bedeutung, sondern fungiert eher als Essenz zur allgemeinen Offenheit für den spirituellen Bereich und zur Vereinigung aller Kräfte, die Ihnen mitgegeben wurden, um sie in diesem Leben zu verwirklichen. Sie gilt als Unterstützung, Ihre verschiedenen Ebenen in Einklang zu bringen und ein gesundes Gleichgewicht zwischen diesen herzustellen. Deshalb kann sie auch als Zusatz zu einer Blütenmischung gegeben werden, wenn der Wunsch nach einer allgemeinen Verstärkung und einer guten Verbindung der Wirkung der einzelnen Blütenessenz besteht. Sie wirkt also nicht auf eine bestimmte Ebene oder einen bestimmten Zustand ein, sondern überschwemmt Ihr ganzes Sein mit einer Schwingung der Harmonie und des Ausgleichs. Sie können mehr die Durchdringung durch den spirituellen Körper spüren und fühlen Ihre Ganzheit und deren Eingebundensein in die Schöpfung. Die Lotus-Blütenessenz dient Ihrem gesamten Wachstumsprozeß durch eine allgemeine spirituelle Bewußtseinserweiterung.

Affirmation: Ich spüre die Öffnung für mein spirituelles Wesen.

Ätherische Öle zur Unterstützung: Rose, Neroli, Pfefferminze.

Astrologische Entsprechungen: Allgemeine Anwendung.

33. MADIA
(Madia elegans – Madie)

Die Pflanze

Die *Madie* ist eine Wildpflanze Kaliforniens, die unserer Sonnenblume ähnelt. Ihre Blüten sind gelb gefärbt und haben ein schwarzes Zentrum. Sie zeichnet sich dadurch aus, daß sie in der Mittagssonne Ihre Blüten in Richtung Mitte schließt.

Die Blütenessenz

Thema: Konzentrationsfähigkeit.

Grundursache: Zerstreutheit; Mangel an Konzentrationskraft, Angespanntheit.

Die Madia-Blütenessenz erleichtert es Ihnen, sich mit all Ihrer Kraft auf eine bestimmte Sache zu konzentrieren. Wenn Sie sich etwas vorgenommen haben und brauchen die doppelte Zeit, da Ihnen jede Kleinigkeit, die Ihren Weg kreuzt, willkommen ist, um sich zwischendurch mit anderen Dingen zu beschäftigen, kann Madia sehr hilfreich für Sie sein. Sie unterstützt die Entwicklung der notwendigen Selbstdisziplin, um wirklich bei der Sache zu bleiben oder z.B. auch einer Person bis zu Ende zuhören zu können und nicht schon nach zwei Sätzen das Tapetenmuster zu studieren und sich in Gedanken mit der Urlaubsplanung für das nächste Jahr zu beschäftigen. Dies kann leicht als Folge innerer Überdrehtheit und Anspannung erklärt werden, in der es

Ihnen nicht möglich ist, in Kontakt mit all Ihrer Energie zu kommen, um diese gesammelt zu einem bestimmten Zweck einzusetzen. Oder aber Sie sind auf geistiger Ebene derart von Informationen, anstehenden Terminen und geforderten Organisationsansprüchen überschwemmt, daß zuviel Energie gebunden ist und damit zu wenig für die realen Erfordernisse des Augenblicks übrigbleibt. Bei der Einnahme der Madia-Blütenessenz wird es Ihnen leichter fallen, Ihre geistige Kraft zu konzentrieren und sie zum Erreichen Ihrer Ziele und Vorhaben ohne ständige Ablenkungen einzusetzen und zu nutzen.

Affirmation: Mein Kopf ist klar und ich kann mich gut konzentrieren.

Ätherische Öle zur Unterstützung: Pfefferminze, Eukalyptus, Basilikum.

Astrologische Entsprechungen: Betonung im Zwillings- oder Jungfrau-Zeichen.

34. MALLOW
(Malva parviflora – Malve)

Die Pflanze

Die *Malve* ist eine einjährige Pflanze aus der Familie der Malven-
gewächse. Ihre Blütenblätter sind rosa gefärbt und bei dieser
Malvenart nicht sehr groß.

Die Blütenessenz

Thema: Freundschaft.

Grundursache: Unsicherheitsgefühl und Ängste gegenüber
Menschen, als Folge schlechter Erfahrungen und mangelnden
Selbstwertgefühls.

Die Mallow-Blütenessenz dient in erster Linie dazu, das Herz zu
öffnen und sich ungezwungen und selbstsicher im Zusammen-
sein mit Freunden und allgemein Menschen, denen man gerne
näherkommen möchte, zu geben. Wahrscheinlich haben Sie in
früheren Zeiten schon einmal Ablehnung und mangelnde Akzeptanz durch nahestehende Personen erfahren, was es Ihnen auch
heute noch schwer macht, sich Ihres Wertes und Ihrer Liebens-
würdigkeit bewußt zu sein und Sie außerdem dazu veranlaßte,
aus Vorsicht und Angst, daß sich diese Erlebnisse wiederholen
könnten, zurückhaltend und schüchtern zu sein. Sie spüren zwar
genügend Energie in sich, die Sie gerne mit anderen teilen würden, aber mit dieser auch gleichzeitig eine Blockade, um doch

erst abzuwarten und Ihre Zuneigung nicht zu zeigen. Dies schafft eine gefühlsmäßige Wand zwischen Ihnen und Ihren Bekannten, unter der Sie zwar leiden, aber die Sie auch bei noch so großem Willen und guten Vorsätzen nicht abbauen können. Die alten Erfahrungen und die mangelnde Selbstakzeptanz üben eine lähmende Wirkung auf Sie aus, und durch Ihre Zurückgezogenheit und negative Erwartungshaltung ziehen Sie auch wieder entsprechende Situationen an, die Ihr Selbstbild nur noch bestätigen. Die Mallow-Blütenessenz kann Ihnen nun helfen, Ihre momentane Verhaltensweise als Konsequenz früherer Erfahrungen anzunehmen und nicht weiterhin zu verdammen – der erste Schritt, um sie loslassen zu können. Sie unterstützt außerdem die Entwicklung Ihres Selbstvertrauens als Voraussetzung, damit Sie sich sicherer und mit einem neuen Selbstverständnis auf andere zubewegen können. Sie nehmen nun Ihr wahres Selbst der Offenheit und Liebesfähigkeit nicht nur innerlich wahr, sondern werden es auch nach außen tragen und mit anderen teilen. Da Sie in Kontakt mit Ihrem ganzen Sein sind, kommt der Ausdruck von Wärme und Vertrauen wie von selbst aus Ihrem Inneren, und Ihre geänderte, jetzt reale und echte Ausstrahlung wird sich entsprechend auf Ihr Verhältnis zu Ihren Freunden auswirken.

Affirmation: Ich öffne mein Herz für meine Freunde und Bekannten.

Ätherische Öle zur Unterstützung: Rose, Rosenholz, Geranie, Jasmin.

Astrologische Entsprechungen: Zwillinge-drittes Haus/ oder Wassermann-elftes Haus in Konstellation zu Saturn.

35. MANZANITA

(Arctostaphylos viscida – Bärentraube)

Die Pflanze

Die *Bärentraube* wächst an einem niedrigen Spallierstrauch mit lederartigen, dicken Blättern und kleinen, krugförmigen, weißrosa Blüten in nickenden Trauben. Aus ihnen entstehen scharlachrot glänzende Steinfrüchte mit mehligem Fleisch. Sie findet Ihren Einsatz als Heilpflanze bei Blasen- und Nierenbeschwerden.

Die Blütenessenz

Thema: Liebe und Akzeptanz des physischen Körpers.

Grundursache: Entfremdung von der physischen Ebene, besonders der Körperlichkeit.

Die Manzanita-Blütenessenz wird eingesetzt, wenn Sie den Kontakt zu der physischen Welt und besonders zu Ihrem physischen Körper ablehnen und verloren haben. Dadurch fällt es Ihnen schwer, ein Gefühl der Verwurzelung und des Getragen-seins zu entwickeln und mit Ihrem Körper liebevoll umzugehen. Sie weigern sich, bei Ihrer rein geistig oder emotionell ausgerichteten Sichtweise auch so etwas „niederes" wie Ihr Fleisch und Blut zu registrieren und dieses als Grundlage der Manifestation Ihrer Seele zu akzeptieren. Dadurch, daß die Verbindung zum Körper so durchschnitten ist, können Sie auch nicht mehr seine Stimme hören und tendieren deshalb dazu, zusätzlich zu Ihrer mentalen Ablehnung, ihn durch Genußgifte, wertlose Ernährung oder mangelnde Bewegung zu schädigen. Dieser Teil von Ihnen, der Ihnen so unwesentlich erscheint, stellt lediglich die dichtest angeordnete Energieschwingung Ihres ganzen Seins dar und weist dieselbe Rangordnung wie der feinstoffliche Körper auf. Genau wie die Harmonie des Geistes und der Gefühlswelt die Gesundheit des physischen Körpers mitbestimmt, so kann dies auch in umgekehrter Richtung verlaufen (z.B. körperliche Sucht: also Gefühl des Schmerzes und der Abhängigkeit, also Vorstellung, daß alles gerechtfertigt ist, was zur Befriedigung der Sucht beiträgt etc.). Mit Hilfe der Manzanita-Blütenessenz erkennen Sie wieder die Gleichberechtigung der grobstofflichen mit der feinstofflichen Welt. Sie kommen in tieferen Kontakt mit Ihrem Körper und lernen, ihn mehr als Teil von sich anzunehmen und zu lieben.

Affirmation: Ich spüre meinen Körper und liebe ihn so, wie er ist.

Ätherische Öle zur Unterstützung: Wacholder, Ylang-Ylang, Sandelholz.

Astrologische Entsprechungen: Wassermann-elftes Haus oder Fische-zwölftes Haus-Betonung.

36. MARIPOSA LILY
(Calochortus leichtlinii – Mormonentulpe)

Die Pflanze

Die *Mormonentulpe* trägt eine weiße Blüte mit gelbem Zentrum und purpurnen Flecken. Sie wächst in den Rocky Mountains und zählt zu den Geophyten. Dies sind Erdpflanzen, die während der Trockenzeit völlig von der Oberfläche verschwunden sind und deren Zwiebeln oder Knollen tief im Boden überdauern.

Die Blütenessenz

Thema: Die Mutter-Kind-Beziehung.

Grundursache: Traumata mit der Mutter in der Kindheit; aufgrund dieses Ungeliebtseins Schwierigkeiten, das eigene Kind zu lieben.

Die Mariposa Lily-Blütenessenz verhilft zu einer engen, von Liebe getragenen Beziehung zwischen Mutter und Kind und kann deshalb zur Aufarbeitung und Heilung alter Erfahrungen der Mutter und auch zur gefühlsmäßigen Regeneration des Kindes dienen. Hat die Mutter selbst in ihrer Kindheit nicht die Liebe, Zuwendung und Akzeptanz erhalten, die sie sich gewünscht und die sie gebraucht hätte, wird es ihr schwerfallen, selbst eine liebevolle Atmosphäre zu ihren Kindern herzustellen. Sie tendiert schnell dazu, die Erziehungsfehler aus Gewohnheit von ihrer Mutter zu übernehmen und bei ihren eigenen Kindern dieselben Narben zu hinterlassen, die auch ihre eigenen sind. Da ihr Herz aus Vorsicht und Verbitterung verschlossen ist, kann sie ihrem Kind nicht echte Wärme und Zuwendung entgegenbringen, und so wird erneut eine auf Distanz und Traurigkeit aus Ablehnung basierende Mutter-Kind-Beziehung geschaffen. Die Mariposa Lily-Blütenessenz kann den Strom der Liebe und Wärme zwischen Mutter und Kind wieder ins Fließen bringen, das Verhältnis zwischen beiden auftauen und damit eine echte, tiefe Verbundenheit entstehen lassen. Das Herz der Mutter wird geöffnet und die durch die bisherige Zurückweisung geschädigte Gefühlswelt des Kindes geheilt. Die Blütenessenz kann also bei der Mutter, wie auch beim Kind eingesetzt werden und dient zur Unterstützung einer engen Liebesbeziehung zwischen Mutter und Kind, als Voraussetzung für die Öffnung des Herzens und einer tiefen Liebesfähigkeit zu sich selbst und damit zu anderen.

Affirmation: Mutter: Ich umsorge mein Kind mit all meiner Wärme und Liebe.
Kind: Ich löse mich von meiner Vergangenheit und öffne mein Herz.

Ätherische Öle zur Unterstützung: Rose, Rosenholz, Neroli

Astrologische Entsprechungen: Mond-viertes Haus/Saturn- oder Venus/Saturn-Konstellation.

37. MORNING GLORY
(Ipomoea purpurea – Windengewächs)

Die Pflanze

Die *Purpurprunkwinde* gehört zu der Familie der Windenge-
wächse. Sie erreicht eine Höhe bis zu drei Metern und trägt rot-
blaue Blüten, die bis zu 8 cm groß werden können. Ihren engli-
schen Namen trägt sie deshalb, weil sich an sonnigen Tagen ihre
Blüten schon sehr früh morgens, ungefähr um 4 Uhr, öffnen und
sich bereits im Laufe des Vormittags wieder schließen.

Die Blütenessenz

Thema: Sinnfindung und Wiedererwachen zu neuem Leben.

Grundursache: Kein Kontakt zum höheren Selbst und zu Sinn
und Aufgabe in diesem Leben.

Die Morning Glory-Blütenessenz gibt Mut und Lebendigkeit,
um aus Ihrem abstumpfenden Alltagstrott ausbrechen und mit
der Offenheit für neue Lebenskraft zu einer positiven Lebensweise übergehen zu können. Es fehlt Ihnen der Einblick und die
Bewußtheit, zu erkennen, welche individuelle Weiterentwicklung und in diesem Rahmen welche Aufgabe für die Gesamtheit
Sie sich für dieses Leben ausgesucht haben. Diese Ziellosigkeit
verleitet Sie zu einem selbstzerstörerischen Verhalten, sei es in
Form eines schädigenden Lebensstils oder noch direkter durch
Hingabe an ein Suchtverhalten. Sie können keinen tieferen Sinn

in Ihrer Existenz erkennen und spüren daher auch keinen inneren Antrieb, Ihre Energie nutzbringend einzusetzen und die daraus resultierende Lebensfreude zu genießen. Sie sind eher froh, wenn der Tag mit Hilfe ablenkender Außeneindrücke endlich durchgestanden ist, und Sie nicht weiter nach schlechten Gewohnheiten suchen müssen, die Ihnen vollends das Bewußtsein für Ihre momentane Situation nehmen, was bei Ihrem angegriffenen Nervensystem ohnehin keine Schwierigkeit mehr ist. Durch Einnahme der Morning Glory-Blütenessenz wird Ihnen Ihr Lebensstil und die Abkehr von Ihrem Wachstumsprozeß für mehr Bewußtheit, Stärke und Liebe am Leben klarer. Sie erkennen, wie fest Sie an Ihre schädigenden Gewohnheiten gebunden sind und wie schwer es ist, in Kontakt mit Ihrem inneren Kern zu kommen, der Ihnen ohne großen Aufwand, nur durch Ihre Offenheit, den Weg zum optimalen Nutzen und Ausleben Ihrer Lebensenergie zeigt. Dies macht die „Hilfsmittel" zur Vernebelung Ihres wahren Seins schnell überflüssig und als Entwicklungsbremse bewußt.

Affirmation: Ich lasse meine alten Gewohnheiten los und spüre immer mehr meine Freude am Leben.

Ätherische Öle zur Unterstützung: Bergamotte, Rosmarin, Wacholder.

Astrologische Entsprechungen: Jupiter-neuntes Haus/Saturn-Konstellation.

38. MOUNTAIN PENNYROYAL
(*Monardella odoratissima – Indianernessel*)

Die Pflanze

Die *Indianernessel* gehört zu der Familie der Lippenblüter. Sie ist eine hohe, buschige Staude mit duftenden Blüten, die rot, weiß oder lila gefärbt sind.

Die Blütenessenz

Thema: Mentale Klarheit und positives Denken.

Grundursache: negative Mentalprogramme; Offenheit für negative Denkweisen, die von außen kommen.

Die Mountain Pennyroyal ist für die geistige Klarheit und die Entwicklung positiver Denkprogramme zuständig. Sie ist angezeigt, wenn sich Vorstellungen angesammelt und Ihnen eingeprägt haben, die von einer mißtrauischen bis böswilligen Sichtweise des Lebens ausgehen. Es handelt sich dabei besonders um Gedanken, die von anderen übernommen worden sind, und durch die Sie sich infolge Ihrer Offenheit am falschen Platz von Ihrem eigentlichen Weg der Positivität und Akzeptanz abbringen ließen. In diesem Fall kann die Mountain Pennyroyal-Blütenessenz eine stark klärende und reinigende Wirkung auf Ihren Mentalkörper ausüben und Sie über die Aufnahme der Gedanken anderer und deren Schädlichkeit durch Energieblockierung in Ihrem eigenen System bewußt werden lassen. Allein die erlangte

Klarheit hilft schon, die fremden und überhaupt alle gegen Ihr Wachstum und Ihr Glück gewandten Gedankenkonzepte loszulassen und sich gegen weitere negative Beeinflussung von außen zu schützen. Ihr Geist ist wieder offen für die Eingebungen aus Ihrem spirituellen Körper und kann diese Impulse zu Ihrem Wohlergehen an die anderen Bereiche Ihres fein- und grobstofflichen Daseins weitergeben. Sie werden frei von Selbsteinschränkungen und −begrenzung durch Ihre feindliche Sichtweise und den daraus folgenden Empfindungen und Handlungen, die nicht nur Ihnen, sondern auch dem Ganzen schaden. Ihre geistige Klarheit und Festigung in dem, was Ihr eigener Geist entwickelt, kann nach diesem Reinigungsprozeß wiederhergestellt werden.

Affirmation: Mein Kopf ist hell und klar.

Ätherische Öle zur Unterstützung: Pfefferminze, Basilikum, Salbei.

Astrologische Entsprechungen: Merkur-drittes Haus/Saturn-Konstellation.

39. MOUNTAIN PRIDE
(Penstemon newberryi – Bartfaden-Art)

Die Pflanze

Diese *Bartfaden-Art* wächst in großen Höhen als alpine Pflanze, wo sie fast nur Stein als Untergrund findet. Sie trägt rote Blüten.

Die Blütenessenz

Thema: Positive Männlichkeit.

Grundursache: Angst vor Herausforderungen; Mangel an der Einsicht, daß Hindernisse dem Wachstum dienen sollen.

Die Mountain Pride-Pflanze wächst unter schwierigen Bedingungen und kann dennoch ihre klaren roten Blüten entfalten. Das soll als Beispiel dienen für diejenigen, die ihre Blütenessenz einnehmen. Sie eignet sich dafür, daß Sie selbst bei großen Herausforderungen in Ihrer persönlichen Lebenslage oder in anbetracht der gesamten Situation in der Welt lernen, den Mut und die Kraft zur Konfrontation und zum Kampf aufzubringen. Es ändert nichts an Ihrer Lage, wenn Sie sich eingeschüchtert und mit dem Gefühl der Hilflosigkeit zurückziehen und Scheuklappen anlegen, nur um sich nicht Ihrer Ängstlichkeit bewußt werden zu müssen. Gerade in der heutigen Zeit, in der wir zwischen totaler Selbstzerstörung und einem gewaltigen Quantensprung unseres Bewußtseins wählen können, ist die Entwicklung von positivem Kampfgeist, also dem Einsatz Ihrer Energie zur Überwindung der Destruktivität durch positives Denken und Handeln, von zwingender Wichtigkeit. Voraussetzung dafür ist die Transformation der zerstörerischen Aggressivität und des Machtmißbrauchs in eine konstruktive, regenerierende Kraft, die mit demselben Elan für unsere Weiterentwicklung und gleichzeitig für unser Überleben eingesetzt wird, wie die negative Kraft sich dagegen gewandt hat. Die Mountain Pride-Blütenessenz gibt Ihnen die Möglichkeit, Ihr Durchsetzungsvermögen, Ihre Ausdauer und Ihre Stärke in dem Sinne zu mobilisieren und anzuwenden, daß es zu Ihrem und unser aller Nutzen passiert.

Affirmation: Ich setze meine Kraft und Stärke positiv ein.

Ätherische Öle zur Unterstützung: Rosmarin, Salbei, Basilikum.

Astrologische Entsprechungen: Disharmonische Aspekte zwischen Mars und Saturn oder Mars und Neptun.

40. MUGWORT
(Artemisia douglasiana – Beifuß-Art)

Die Pflanze

Der *Beifuß* gehört zu der Familie der Korbblütler. Die bis zu zwei Meter hohe Staude mit oft rötlich angelaufenen Stengeln trägt im oberen Teil lange Rispen mit kleinen, gelben Blütenkörbchen. Ihre Blätter sind an der Oberseite dunkelgrün, während die Unterseite silbrig–grün gefärbt ist. Der Beifuß ist bekannt für seinen bitteren Geschmack und wird als Gewürz und auch als Gegenmittel bei Infektionen genutzt.

Die Blütenessenz

Thema: Bewußtheit und Klarheit trotz hoher Sensibilität.

Grundursache: Mangel an Bewußtheit bei starken spirituellen, außerkörperlichen Erlebnissen.

Die Mugwort-Blütenessenz eignet sich dafür, einerseits für Erlebnisse, die über den Mentalkörper hinausgehen, zu öffnen und andererseits sich dieser Offenheit und der Geschehnisse dabei auch bewußt zu werden und sie nicht in Ihrer nächtlichen Traumwelt zu erleben. Oft ist es so, daß Sie zwar schon in Kontakt mit Ihrer Seele stehen und für Ihre Impulse empfänglich sind, diese aber nicht im Wachzustand auf Ihre bewußte Ebene heben und klar erkennen können, besonders durch die starke Überlagerung emotionaler Schwingungen. Sind diese im Übermaß vorhanden, können sie leicht die Brücke in die spirituelle Welt zum Einstürzen bringen und die geistige Klarheit trüben. Die Mugwort-Blütenessenz steht in Verbindung zum Mond, der Empfänglichkeit und Emotionalität anzeigt, aber gleichzeitig die Gefahr des Sich-Verlierens darin, was die Entwicklung Ihrer Intuition und Ihre Bewußtseinserweiterung durch diese Sensibilität verhindert oder abschwächt. Die Blütenessenz verhilft zu einer bewußteren Wahrnehmung der Traumerlebnisse und unterstützt allgemein, immer mehr Klarheit und Bewußtheit in die Prozesse und Erfahrungen zu bringen, die sich außerhalb Ihrer direkten Wahrnehmungsfähigkeit befinden. Sie öffnet für außerkörperliche Erfahrungen und bringt Sie auf diese Weise über den abgegrenzten, engen Körperbereich hinaus.

Affirmation: Ich bin offen für außerkörperliche Erfahrungen und nehme sie bewußt wahr.

Ätherische Öle zur Unterstützung: Pfefferminze, Wacholder.

Astrologische Entsprechungen: Mond-viertes Haus/Neptun-Konstellation.

41. MULLEIN
(*Verbascum thapsus – Königskerze*)

Die Pflanze

Die kleinblütige *Königskerze* gehört zu der Familie der Rachen-blütler und erreicht eine Höhe von bis zu zwei Metern. Ihre trich-terförmigen Blüten sind gelbfarben. Die Blütezeit ist von Juli bis August. Die Königskerze wächst an sonnigen, steinigen Plätze an Weg- und Waldrändern.

Die Blütenessenz

Thema: Selbstentfaltung.

Grundursache: Mangelndes Vertrauen in die Intuition; Schwie-rigkeiten, sein Potential zu erkennen und zu verwirklichen.

Die Mullein-Blütenessenz ist dann angezeigt, wenn Sie nicht Ihre innere Stimme hören oder nicht auf sie eingehen wollen. Es ist bei allen Entscheidungen und Situationen überflüssig und un-möglich, durch Überlegungen und langes Nachdenken zu einem Schluß zu kommen. Es genügt vollkommen, ruhig zu werden, nach innen zu hören und darauf zu vertrauen, daß die richtige Antwort ganz von selbst in Ihnen auftauchen wird. Die Mullein-Blütenessenz bringt Sie in tieferen Kontakt mit dieser inneren Stimme, die Ausdruck Ihrer Seele ist. Dadurch werden Sie sich Ihres mitgegebenen Potentials bewußt und können sich mehr und mehr der Energie öffnen, die für dessen Verwirklichung zur

Verfügung steht. Die tiefe Verbindung zu Ihrem inneren Wesen macht Sie auch zunehmend authentischer und ehrlicher zu sich selbst und zu anderen – in bezug auf Ihr ganzes Sein –, da die Einheit zwischen Seele und deren grob- und feinstofflicher Manifestation durch Ihre Person soviel Kraft mit sich bringt, daß Sie spüren, Unechtheit bedeutet nur Energieblockierung und Zeitverschwendung. Die Blütenessenz unterstützt das Vertrauen und die Verbindung zu Ihrer Intuition und schafft die Möglichkeit der Erkenntnis und Umsetzung Ihrer wahren Fähigkeiten und Begabungen.

Affirmation: Ich höre auf meine innere Stimme und erkenne meine Fähigkeiten.

Ätherische Öle zur Unterstützung: Salbei, Rosmarin, Rosenholz.

Astrologische Entsprechungen: Uranus/Saturn- oder Saturn/Neptun-Konstellation Sonne-fünftes Haus/Saturn-Konstellation.

42. NASTURTIUM
(Tropaeolum majus – Brunnenkresse)

Die Pflanze

Die 30 bis 50 cm hohe *Brunnenkresse* hat einen am Grunde nieder-
liegenden und dann aufsteigenden, hohlen, saftigen Stengel mit
fiedrig geteilten Blättern und kleinen, weißen Blüten, die von
Juni bis Juli zu sehen sind. Die Frucht ist eine Schote. Die ganze
Pflanze hat einen retticharten Geschmack und einen würzigen
Geruch.

Die Blütenessenz

Thema: Gefühlswelt und Lebendigkeit.

Grundursache: Überbetonung des Intellekts.

Die Nasturtium-Blütenessenz ist zu empfehlen, wenn Sie viel
auf intellektueller Ebene arbeiten oder von Ihrem Wesen her sehr
vergeistigt sind. Zuviel Ansammlung von Wissen und die Aus-
einandersetzung damit, konzentriert Ihre Lebensenergie auf der
geistigen Ebene, und es findet keine ausgeglichene Verteilung
über Ihr ganzes System statt. Das führt zur Verminderung Ihrer
Lebendigkeit im Gefühlsbereich und auf körperlicher Ebene. Sie
bekommen das Gefühl der „Verstaubtheit", der Kopflastigkeit
und der mangelnden Vitalität und Lebensfreude. Diese kann
auch nur aufkommen, wenn Ihr gesamtes Energiesystem, also
mentaler, emotionaler, ätherischer und physischer Körper,

gleichmäßig mit Energie aufgefüllt ist und zwischen den verschiedenen Körpern ein harmonischer Austausch besteht. Bei Ihrer Konzentration auf den geistigen Bereich, und damit ist hier nicht der spirituelle, sondern der intellektuelle Geist gemeint, kommen die anderen Teile Ihrer Gesamtheit einfach zu kurz und verlieren dadurch an Vitalität. Die Nasturtium-Blütenessenz macht Ihnen diese Zusammenhänge bewußt und läßt Sie wieder die übrigen Bereiche Ihres Seins spüren und integrieren. Sie erhalten die Möglichkeit, lebendiger und gefühlsorientierter zu werden und den Anforderungen Ihres physischen Körpers zu folgen, um so langfristig innere Harmonie und Ganzheit zu erfahren.

Affirmation: Ich spüre, wie meine Gefühls- und Körperwelt wieder erwacht.

Ätherische Öle zur Unterstützung: Ylang-Ylang, Rosenholz, Jasmin.

Astrologische Entsprechungen: Zwillinge-drittes Haus- oder Wassermann-elftes Haus-Betonung.

43. OREGON GRAPE
(Berberis aquifolium – Berberitze)

Die Pflanze

Die *Berberitze* ist ein hoher Laubgehölzstrauch mit kantigen Zweigen und Dornen. Die Blüten finden sich in gelben, hängenden Trauben. Die Früchte sind leuchtend orange-rot gefärbt.

Die Blütenessenz

Thema: Vertrauen in die Gefühle anderer.

Grundursache: Mißtrauen aufgrund schlechter Erfahrungen; Projektion der eigenen Absichten auf andere.

Die Oregon Grape-Blütenessenz wird beim Zustand des dauernden Mißtrauens gegenüber der Echtheit von Äußerungen und Motiven anderer eingesetzt. Sie ist angezeigt, wenn Sie hinter jeder Geste und jedem Entgegenkommen der Sie umgebenden Menschen eine falsche Absicht vermuten und sich beim besten Willen nicht vorstellen können, daß man Ihnen tatsächlich Gutes will. Sie sind ständig auf der Lauer, um bloß keine herbei-interpretierte Übervorteilung Ihnen gegenüber zu übersehen und von anderen ausgenutzt oder betrogen zu werden. Wer jedoch den anderen keinen guten Willen zusprechen kann, muß in einer ruhigen Minute nach innen gehen und sich ehrlich fragen, ob seine Absichten immer rein und wahrhaft sind. Sollte dies nämlich der Fall sein, dann kämen Sie wohl kaum auf den Gedanken, andere immer der Falschheit und Unaufrichtigkeit zu verdächtigen. Bringen Sie Bewußtheit und Licht in Ihre eigenen Motivationen und klären und reinigen Sie diese, so wird Ihr Bild Ihrer Umwelt gegenüber sicher bald besser werden. Auch ist es möglich, daß eine starke Selbstbezogenheit dahinter steckt, d.h. Sie haben den Eindruck, jeder hat nichts anderes zu tun, als Ihnen eins auszuwischen. Die Oregon Grape-Blütenessenz unterstützt Sie in der Wandlung Ihrer Mentalprogramme in Richtung positives Denken und Empfinden und hilft Ihnen, zuzulassen und darauf zu vertrauen, daß andere es gut mit Ihnen meinen und Ihnen wirklich von Herzen wohlgesinnt sind.

Affirmation: Ich vertraue auf die guten Absichten meiner Mitmenschen.

Ätherische Öle zur Unterstützung: Jasmin, Rosenholz, Neroli.

Astrologische Entsprechungen: Mond-viertes Haus/Saturn- oder Mond-viertes Haus/Pluto-Konstellation.

44. PENSTEMON
(Penstemon davidsonii – Braunwurzgewächs)

Die Pflanze

Diese Bartfadenart ist ein *Braunwurzgewächs,* das man im westlichen Nordamerika findet. Ihre blau-violetten Blüten sind glockenförmig und stehen in einer traubenartigen Anordnung. Sie blühen von Juli bis September.

Die Blütenessenz

Thema: Stärke und Durchhaltevermögen.

Grundursache: Mangel an Selbstvertrauen, daß man auch schwierige Situationen durchstehen kann.

Die Penstemon-Blütenessenz gibt neuen Mut und Kraft, wenn Sie sich übermäßigen Herausforderungen gegenübersehen. Sie hilft, unabänderliche Lebenssituationen zu ertragen und zu meistern, wenn Sie das Gefühl haben, diesen nicht mehr gewachsen zu sein und Ihr Selbstvertrauen auf dem Nullpunkt angelangt ist. Es kann sich dabei auch um physische Belastungen und Einschränkungen handeln, für die Sie Energie und Stehvermögen aufbringen müssen, um nicht zu verzweifeln. Es ist wichtig zu erkennen, daß es ein unnötiger Energieaufwand ist, sich gegen Schwierigkeiten, die nicht leicht zu lösen oder unabdingbar sind, zu stämmen und Sie zu bekämpfen. Das gibt Ihren Hindernissen nur noch mehr Energie und Macht über Sie, und Sie entfernen sich immer weiter von dem Ziel, sie zu überwinden. Die Penstemon-Blütenessenz gibt Ihnen den Mut, die Entschlossenheit und die Willenskraft, die Sie in Ihrer Lage benötigen. Auch wenn Sie sich persönlich zurückgesetzt und vom Schicksal ungerecht behandelt fühlen, ist der erste Schritt zur Verbesserung die Entwicklung der Gelassenheit, aus der heraus Sie Ihr „Päckchen" ertragen und akzeptieren können. Nur so nehmen Sie die Zügel selbst wieder in die Hand und bekommen das Gefühl, nicht nur den anderen und Ihren Begrenzungen ausgeliefert zu sein, sondern selbst wieder Entscheidungen treffen zu können. Die innere Kraft, der Sie sich öffnen sollten, wird Ihnen durch die Einnahme der Penstemon-Blütenessenz schneller bewußt und Sie spüren, wie diese Ihr Durchhaltevermögen und Ihre Ausdauer den Umständen zum Trotz wachsen läßt.

Affirmation: Ich spüre die innere Kraft, den Herausforderungen des Lebens gewachsen zu sein.

Ätherische Öle zur Unterstützung: Rosmarin, Salbei, Kampfer.

Astrologische Entsprechungen: Sonne-fünftes Haus/Saturn-Konstellation oder Saturn-Transite.

45. PEPPERMINT
(Mentha piperita – Pfefferminze)

Die Pflanze

Die *Pfefferminze* gehört zu der Familie der Lippenblütler. Sie hat einen 50 bis 60 cm hohen, verzweigten Stengel mit grünlich bis grün-violetten Blättern und kleinen hell-lila Blüten in ährenartigen Ständen. Sie ist aufgrund ihres erfrischend-belebenden Geruchs allgemein bekannt. Man verwendet sie bevorzugt als Tee, aber auch in der Aromatherapie, wo sie besonders ihre Wirkung zur geistigen Erfrischung und Entspannung entfaltet.

Die Blütenessenz

Thema: Geistige Frische und Wachheit.

Grundursache: Überlastung der Mentalebene.

Die Peppermint-Blütenessenz findet ähnlichen Einsatz wie ihr ätherisches Öl, das als Heilmittel zur Befreiung von Kopfschmerzen und Verspannungen bekannt ist. Wahrscheinlich kennen Sie den raschen, belebend-entspannenden Effekt, wenn Sie bei dem Gefühl eines schweren Kopfes oder bei Schmerzen in diesem Bereich nur wenig Pfefferminzöl auf die Schläfengegend und die Stirnmitte geben. In derselben Weise wirkt die Blütenessenz. Sie verhilft Ihnen zu geistiger Klarheit und fördert Ihre Fähigkeit zur Konzentration. Dies ermöglicht nicht nur eine Steigerung des intellektuellen Denkvermögens, sondern unterstützt auch die Öffnung Ihres sechsten Chakras, des Stirn-Chakras (drittes Auge), das sich in Ihrer Stirnmitte befindet. Sie spüren, wie Sie Abstand zu den vorhergehenden Chakras, also Sexualität, Selbstdurchsetzung, Gefühlswelt und Selbstausdruck, gewinnen und auf diese Weise eine Instanz in sich kennenlernen, an der Ihre anderen Energien gesammelt und koordiniert werden. Das macht Sie zum Meister Ihrer selbst, aber nicht auf der Ego-Persönlichkeitsebene, sondern in Kontakt mit Ihrer inneren Stimme, die als „Abgesandter" der Seele durch Ihr sechstes Chakra bei Ihnen Einlaß findet. Die Peppermint-Blütenessenz wird also nicht nur zur Belebung und zur Wiedererweckung des Mentalkörpers verwendet, sondern trägt darüber hinaus zur Öffnung des Stirn-Chakras und damit Ihrer Intuition bei.

Affirmation: Mein Kopf ist hell und klar.

Ätherische Öle zur Unterstützung: Pfefferminze, Basilikum, Thymian.

Astrologische Entsprechungen: Starker Mars-Einfluß (Spannungskopfschmerzen), starke Zwillinge/3. Haus-Betonung.

46. PINK YARROW
(Achillea millefolium – Schafgarbe)

Die Pflanze

Die *Schafgarbe* gehört zur Familie der Korbblüter und ist eine 20 bis 80 cm hohe Staude. Die auf Wiesen, Weiden und an Wegrändern zu findende Pflanze trägt weiße Strahlenblätter und weißliche Scheibenblätter als doldenartige Blütenkörbchen. Sie wird in der Phytotherapie als Frauenmittel und bei Magen-Galle-Darmbeschwerden eingesetzt.

Die Blütenessenz

Thema: Abgrenzungsfähigkeit zur Umwelt (Umgebung).

Grundursache: Zu starke Offenheit der Aura, besonders des Emotionalkörpers.

Die Pink Yarrow-Blütenessenz eignet sich dafür, ein Schutzschild gegenüber zu starker Beeinflussung durch die Umgebung aufzubauen. Es ist zwar sehr erstrebenswert, für seine Mitmenschen offen und empfänglich zu sein, Sie dürfen jedoch nicht den Punkt versäumen, an dem Sie zur Wahrung Ihrer Integrität und individuellen Ganzheit sich durch Sammlung stärken sollten. Sonst kann es leicht passieren, daß Sie zum seelischen „Müllschlucker" für die anderen werden, da Sie alles in sich aufsaugen, was Ihnen von außen zugetragen wird. Es ist schon wichtig, den Wert Ihrer hohen Sensibilität und Offenheit zu erkennen und sich daran zu erfreuen. Nur sollten Sie diese Empfindsamkeit positiv für sich nutzen, indem Sie sie nur zeigen, wenn Sie mit liebevollen Menschen zusammen sind und daran arbeiten, Ihre Aura zu stärken und in Kontakt mit Ihrem inneren Wesen zu bleiben. Wenn Sie sich völlig in Ihrer Umwelt verlieren, geschieht dies unbewußt und ungewollt und hat somit nichts mit der von spirituellen Meistern erwünschten Auflösung im Ganzen zu tun. Es ist einfach eine totale Selbstaufgabe, nicht zu verwechseln mit der bewußten Hingabe an Ihr Wachstum oder Ihre Lebensaufgabe. Die Pink Yarrow-Blütenessenz wird Ihnen helfen, Ihre starke Empfindlichkeit und Aufnahmebereitschaft für äußere Schwingungen auf ein normales Maß zurückzuschrauben, durch die Bewußtwerdung Ihrer Aura als Verbindung, aber gleichzeitig auch als Abgrenzung zur Außenwelt und durch deren Stärkung.

Affirmation: Ich nehme nur die gefühlsmäßigen Schwingungen auf, die ich möchte.

Ätherische Öle zur Unterstützung: Sandelholz, Wacholder, Kampfer.

Astrologische Entsprechungen: Sonne, Mond oder Aszendent in den Fischen, andere starke Neptun-Betonung.

47. POMEGRANATE
(Punica granatum – Granatapfel)

Die Pflanze

Der *Granatapfelbaum* hat ledrige, ganzrandige Blätter und leuchtendrote, große Blüten mit vielen gelben Staubgefäßen. Die rote Frucht weist eine zähe, ledrige Schale auf und in mehreren Kammern viele Samen, von denen jeder von einer sehr saftigen Hülle umgeben ist. Im Altertum galt der Granatapfel als Symbol der Fruchtbarkeit.

Die Blütenessenz

Thema: Weiblichkeit und Kreativität.

Grundursache: Mangel an Kontakt zu und Akzeptanz der weiblichen Seite; Konflikt zwischen Mutterschaft und Karriere.

Die Pomegranate-Blütenessenz dient dazu, sowohl beim Mann als auch bei der Frau den weiblichen Wesensteil zu entwickeln und zu leben. In unserer Gesellschaft wird bekanntlich die Männlichkeit, also besonders die Aktivität, Selbstdurchsetzung, Kampf, Ellbogentaktik etc. in den Vordergrund gestellt und als wertvoller erachtet. Dieses schwere Mißverständnis wird leider auch von vielen Frauen übernommen, die meinen, durch besondere Ausbildung der negativen männlichen Eigenschaften, wie Durchsetzung um jeden Preis oder Unterdrückung der Emotionalität, an Stärke und Einfluß zu gewinnen, anstatt zu erkennen, daß nur das Gleichgewicht zwischen positiver Weiblichkeit (Intuition, Fähigkeit, etwas wirklich neues zu schaffen und damit die Chance zu wahren Änderungen in der Gesellschaft, Inspiration, Liebe etc.) und positiver Männlichkeit (Selbstdurchsetzung durch Mut, Entschlossenheit und konstruktiv eingesetzter Willenskraft) eine Selbstverwirklichung möglich macht. Die Pomegranate-Blütenessenz ist daher besonders für Frauen geeignet, die nach wie vor einen Gegensatz sehen zwischen Selbstentfaltung und einer angesehenen Stellung in der Gesellschaft einerseits und der Mutterschaft und Fähigkeit, ihre Empfänglichkeit und verstärkte Emotionalität als Stärke einzusetzen andererseits. Dieses Abwürgen und die Nicht-Akzeptanz der weiblichen Seite verhindert ihre Ganzheit und nimmt ihnen damit viel Kraft und Energie. Die Blütenessenz verstärkt die Erkenntnis und das Bewußtsein, daß Frau-sein auf allen Ebenen natürlich, stark, heilend und die einzige Möglichkeit, in Kontakt zu all seinen kreativen Kräften und Fähigkeiten zu kommen, ist, und auch der Mann der Rezeptivität und Emotionalität für seine Ganzheit bedarf.

Affirmation: Ich stehe zu meiner Weiblichkeit/zu meinem weiblichen Wesensteil und erkenne ihre/seine Stärke.

Ätherische Öle zur Unterstützung: Geranie, Rose, Neroli.

Astrologische Entsprechungen: Sonne/Mond-Spannungen; Mond/Mars- und Mond/Saturn-Konstellation.

48. QUAKING GRASS
(Briza maxima – Zittergras)

Die Pflanze

Das *Zittergras* gehört zu der Familie der Süßgräser. Als Blüte trägt es eine lockere Rispe mit rundlichen bis herzförmigen, zusammengedrückten, nickenden Ähren. Die Blütenzeit ist von Mai bis Juni.

Die Blütenessenz

Thema: Fähigkeit zur Zusammenarbeit (Sinn für Gemeinschaft).

Grundursache: Überbewertung der Persönlichkeit; Unwille und Unfähigkeit, das Ego in den Dienst der Allgemeinheit zu stellen.

Die Quaking Grass-Blütenessenz dient dazu, eine soziale Denk- und Lebensweise zu entwickeln und zu fördern. Sie spüren zwar Ihre Persönlichkeit und Individualität, sind aber nicht von Herzen gewillt, diese in den Dienst einer größeren Aufgabe zu stellen oder sich bei der Mitarbeit in einer Gruppe einzubringen. Es besteht für Sie ein Konflikt zwischen dem Bedürfnis, Ihre Einzigartigkeit herauszustellen und dem Anspruch von außen, diese Einzigartigkeit nutzbringend und kompromißbereit für die Allgemeinheit bzw. innerhalb von Gruppenaktivitäten einzusetzen. Es gilt hier zu erkennen, daß eine Zusammenarbeit mit anderen keine Selbstaufgabe bedeutet, sondern lediglich heißt, daß Sie Ihre Begabungen und Stärken nicht nur zu Ihrem eigenen Vorteil, sondern innerhalb eines weiteren Kreises nutzen. Doch auch wenn bei Ihnen die Einsicht zum Engagement in der Gesellschaft erlangt ist, tendieren Sie noch dazu, dann wenigstens entsprechend im Vordergrund zu stehen und sich hervorzutun. Die Quaking Grass-Blütenessenz erweckt die Erkenntnis, daß neben Ihrem individuellen Wachstumsprozeß noch eine Bedeutung für die Gesamtheit besteht. Dies soll nicht heißen, daß jeder in die Politik o. ä. gehen muß, sondern daß Sie sich für das Einbringen Ihrer Begabungen über Sie hinaus öffnen und die Bereitschaft zur Zusammenarbeit mit Ihren Mitmenschen im Zuge einer größeren Aufgabe zeigen sollten.

Affirmation: Ich bin bereit, meine Fähigkeiten auch in den Dienst der Allgemeinheit zu stellen.

Ätherische Öle zur Unterstützung: Lavendel, Rosenholz, Neroli.

Astrologische Entsprechungen: Sonne oder Aszendent im Widder, andere Mars- oder erstes Haus-Betonung, Sonne/Pluto-Aspekte.

49. QUINCE
(Chaemoneles speciosa – Quitte)

Die Pflanze

Die *Quitte* gehört zu der Familie der Rosengewächse und ist ein zwei bis vier Meter hoher Strauch mit spitzen, auf der Unterseite behaarten Blättern. Aus den einzeln stehenden, roten Blüten entwickeln sich die gelben, filzig behaarten Früchte.

Die Blütenessenz

Thema: Kraft der Liebe.

Grundursache: Mißverständnis, daß Liebe gleich Schwäche sei.

Die Quince-Blütenessenz wird eingesetzt, um Ihr Herz wieder zu öffnen und Sie zu der Erkenntnis zu bringen, daß die Fähigkeit, Liebe zu empfinden und zu geben, nicht ein Zeichen der Schwäche ist, mit der man sich bloßstellt und den anderen die Möglichkeit der Verletzung gibt. Liebe ist die stärkste Kraft, die uns zur Verfügung steht, um zu wachsen, uns zu begegnen und all unsere energieblockierenden, dunklen Seiten in Licht zu transformieren. Halten Sie in der falschen Annahme, damit Stärke zu zeigen, Ihr Herz und Ihre ganze Gefühlswelt verschlossen, schneiden Sie sich selbst von der wichtigsten Energiequelle zur Heilung und Freude ab, und es besteht keine Möglichkeit, Ihre ganze Lebenskraft zu spüren. Der Energieaustausch zwischen Ihren einzelnen Ebenen ist behindert, und langfristig muß dieser

Zustand zu einer Manifestation auch im organischen Bereich führen. Der Hauptfaktor bei der Thematik dieser Blütenessenz ist jedoch die falsche Vorstellung, daß Liebe ein Gegensatz zu Kraft und Stärke sei. Sie haben das Gefühl der Hilf- und Machtlosigkeit, wenn Sie sich Ihren Emotionen hingeben, anstatt zu erkennen, welche enorme Kraft Sie daraus ziehen können, wenn Sie Ihre Ganzheit und damit auch Ihre Emotionalität vollkommen authentisch, angstfrei und mit der Selbstverständlichkeit dessen, der sich alles (auch Liebesgefühle) erlauben kann, zum Ausdruck bringen. Ehrliche Selbstdarstellung ist die einzige Möglichkeit, wirklich frei und in Kontakt mit der Energie, die Ihnen vom Leben für Ihre Selbstentfaltung zur Verfügung gestellt wird, zu sein und sie auszudrücken. Die Quince-Blütenessenz hilft Ihnen dabei, die starke Kraft der Liebe mehr und mehr zu entwickeln und sich damit Ihrer Einzigartigkeit bewußt zu werden.

Affirmation: Ich entwickle und erkenne die Kraft der Liebe.

Ätherische Öle zur Unterstützung: Rose, Rosenholz, Neroli.

Astrologische Entsprechungen: Mond/Saturn- oder Mond-Pluto-Konstellation; Venus/Saturn- oder Venus-Pluto-Konstellation.

50. RABBITBRUSH
(Chrysothamnus nauseosus – Hasenpinsel)

Die Pflanze

Der *Hasenpinsel* trägt weit verzweigte Blattstiele mit vielen Einzelblüten. Diese schlauchartig geformten Blüten sind klein und gelb gefärbt.

Die Blütenessenz

Thema: Erkenntnis der Einheit in der Vielheit (Gesamtüberblick).

Grundursache: Verhaftung in Einzelheiten.

Die Rabbitbrush-Blütenessenz verleiht die Fähigkeit, Abstand zu Einzelheiten zu gewinnen und die Gesamtheit Ihrer Situation oder Tätigkeit zu erkennen. Wenn Sie eine Sache in Angriff nehmen, tendieren Sie dazu, sich in Kleinigkeiten und in der Konzentration darauf zu verlieren und sich entsprechend von der Vielzahl der anwesenden Einzelheiten überschwemmt und überfordert zu sehen. Es gelingt Ihnen nicht, zurückzutreten und die Gesamtproblematik in einer größeren Perspektive zu sehen, um eine Lösungsmöglichkeit finden zu können. Es ist schwierig, eine Situation oder Aufgabe in den Griff zu bekommen, wenn Sie sich deren Ganzheit nicht bewußt sind. Sie beißen sich eher in einem kleinen Ausschnitt daraus fest, und es erscheint Ihnen unmöglich, jemals die ganze Angelegenheit zu überblicken und abzudecken. Die Rabbitbrush-Blütenessenz setzt hier an, und Sie schaffen es zusehend besser, einen weiteren Blick und eine größere Distanz zu bekommen. Die krampfhafte und auch vom Ganzen ablenkende Verhaftung mit kleinen Details wird aufgelöst und Ihr Blick und Ihr Bewußtsein für die Gesamtheit geschärft. Der gewonnene Überblick relativiert die Problematik oder Wichtigkeit der einzelnen Teile, und Sie können mit Überblick und Abstand dem Leben entgegentreten. Sie können vielen Einzelheiten Ihre Aufmerksamkeit schenken, ohne sich von ihnen vereinnahmen zu lassen und dabei die Kontrolle über die Gesamtheit zu verlieren.

Affirmation: Mein Kopf ist klar, und ich behalte den vollen Überblick.

Ätherische Öle zur Unterstützung: Pfefferminze, Basilikum, Kardamom.

Astrologische Entsprechungen: Jungfrau-sechstes Haus-Betonung.

51. RED CLOVER
(*Trifolium pratense – Wiesenklee*)

Die Pflanze

Der rote *Wiesenklee* gehört zu der Familie der Schmetterlings-blütler und wird 15 bis 30 cm hoch. Seine Blättchen haben oft einen weißlichen Fleck. Die Blüten sind purpurrot oder rosa, selten weiß oder gelblich. Sie stehen zu dreißig bis neunzig in ca. 1,5 cm langen, kugeligen bis eiförmigen Köpfen. Die Blütezeit ist von Juni bis September.

Die Blütenessenz

Thema: Zentriertheit trotz emotionsgeladener Umgebung.

Grundursache: Starke Beeinflußbarkeit durch Außenreize, besonders wenn diese durch starke Gefühle geprägt sind.

Die Red Clover-Blütenessenz gibt Ihnen eine tiefe Verbundenheit mit Ihrer Mitte und die Fähigkeit, selbst bei stark gefühlsgeladenem Umfeld aus dieser heraus sicher und im Einklang mit Ihrem Sein zu handeln. Befinden Sie sich in einer Situation, die durch starke Spannungen oder Ängste geprägt ist, besteht die Tendenz, von dem Sog dieser Gefühle in der Außenwelt mitgezogen und völlig aus Ihrem eigenen Zentrum geworfen zu werden. Sie sehen sich nicht mehr in der Lage, mit klarem Kopf die für Sie wichtigen Entscheidungen zu treffen, sondern stehen völlig in dem Bann der geladenen Atmosphäre, die um Sie herum herrscht. Ihre Offenheit und Empfänglichkeit für die gefühlsmäßigen Zustände Ihrer Mitmenschen geht soweit, daß Sie sich schon fast mit diesen identifizieren und deren Trauer, Freude oder Schmerz teilen, als ob es Ihr eigener wäre. Hier gilt es, sich als eigenständiges, zwar mitfühlendes, jedoch nicht mitschwimmendes Wesen wieder bewußt zu werden und sich entsprechend abzugrenzen. Besonders geeignet ist diese Blütenessenz für Therapeuten, die intensiv mit der Gefühlswelt ihrer Klienten arbeiten und sehr sensibel sind. Gerade in dieser Situation ist es sehr wichtig, immer in seinem Zentrum zu bleiben und selbst stabil und distanziert genug zu sein. Aber auch in anderen Formen des intensiven Kontakts mit Menschen, bei dem Sie Ihr leichtes Hinübergleiten in die Gefühlswelt des anderen spüren und abfangen wollen, ist es sehr hilfreich, die Red Clover-Blütenessenz einzunehmen, um unabhängig von den äußeren Schwingungen und Geschehnissen in Verbindung mit Ihrem Zentrum zu stehen und aus Ihrer Individualität heraus und nicht im Anschluß an die Außenstimmung handeln zu können.

Affirmation: Ich bin und bleibe fest in meiner Mitte.

Ätherische Öle zur Unterstützung: Wacholder, Sandelholz, Kampfer.

Astrologische Entsprechungen: Sonne, Mond oder Aszendent in den Fischen.

52. SAGEBRUSH
(Artemisia tridentata – Wermut)

Die Pflanze

Der *Wermut* gehört zu der Familie der Korbblütler. Die 50 bis 100 cm hohe, graubehaarte Pflanze mit steifen, aufrechten Stengeln trägt kleine, halbkugelige, nickende, gelbe Blüten in reichästigen Rispen. Die Blütezeit reicht von Juli bis September. Der Wermut strömt einen starken aromatischen Geruch aus und wird als magenstärkendes Mittel verwendet.

Die Blütenessenz

Thema: Authentische Selbstdarstellung.

Grundursache: falsches Selbstbild; Festhalten an überholten Verhaltensweisen und Seinsformen.

Die Sagebrush-Blütenessenz läßt Sie ehrlicher zu sich selbst sein und als Konsequenz davon überdrehte Ansprüche und Erwartungen loslassen, die nicht mit Ihrem wahren Wesen in Einklang stehen. Sie haben es nicht länger nötig, ein vielleicht in Ihrer Kindheit oder später durch die Gesellschaft aufgepfropftes Muß an Ihre Persönlichkeit und Ihre Funktion in der Allgemeinheit erfüllen zu wollen, sondern können sich nun getrost der Verwirklichung Ihrer wahrhaften individuellen Anlagen und Gaben widmen und dafür alle bis dahin mühsam aufrechterhaltenen Masken, auch wenn es noch so schmerzhaft erscheinen mag, fallenlassen. Da in diesem Prozeß, zumindest in der Anfangszeit, die Gewohnheit stärker ist als die wachsende Bewußtheit, ist die Einnahme der Sagebrush-Blütenessenz als Hilfsmittel sehr geeignet. Sie unterstützt Ihre Bereitschaft, sich zunehmend von aller Unechtheit zu verabschieden und dadurch immer freier und offener zu sein für Ihre eigentlich vorgesehene Selbstentfaltung. Je mehr Sie das zulassen können, um so stärker fühlen Sie das Ansteigen Ihres Energieniveaus und den Anschluß an die kosmische Ur-Energie, die von Ihnen nur noch vertrauensvoll zugelassen und aufgenommen zu werden braucht. Sind Sie in Einklang mit der von Ihrer Seele gewählten Lebensrichtung und sträuben sich nicht ängstlich und eigenwillig dagegen, werden Sie feststellen können, daß alles, was Sie durch Anpassung an die Gesellschaft und durch entsprechend unaufrichtiges Verhalten erreichen wollten, vom Leben schon lange für Sie bereitgehalten wird.

Affirmation: Ich bin bereit, mein wahres Selbst zu leben und zu zeigen.

Ätherische Öle zur Unterstützung: Rosmarin, Salbei, Geranie.

Astrologische Entsprechungen: Sonne-fünftes Haus/Saturn-Konstellation.

53. SAGUARO
(*Cereus gigantus – Riesensäulenkaktus*)

Die Pflanze

Der *Riesensäulenkaktus* zählt zu den Sukkulenten, die sich durch die Fähigkeit, große Mengen Wasser zu speichern, an extrem sonnige und trockene Standorte angepaßt haben. Er wächst sehr langsam und kann eine Höhe von bis zu zwölf Metern und ein Alter bis zu zweihundert Jahren erreichen. Aufgrund seines Wasserreservoirs von zweitausend bis dreitausend Litern ist er in der Lage, ein ganzes Jahr ohne Wasser von außen auszukommen.

Die Blütenessenz

Thema: Autorität.

Grundursache: Erfahrung der Unterdrückung durch Autoritätspersonen (Eltern, Lehrer, Vorgesetzte).

Die Saguaro-Blütenessenz wird eingenommen, um echten Respekt vor älteren und weisen Menschen zu entwickeln, indem Sie sich über schlechte, einschränkende Erfahrungen in Ihrer Vergangenheit bewußt werden und erkennen, daß Autoritätspersonen auch die gute Seite der Vermittlung von Einsichten und Erkenntnissen aufweisen, und Sie Grund und die Möglichkeit haben, von ihnen zu lernen und zu profitieren. Das erscheint schwierig, wenn Sie Menschen, die in irgendeiner Weise Macht über sie hatten, immer nur im Mißbrauch dieser Macht erlebt haben. Das bewirkte in Ihnen Verbitterung, Haß, Aufbegehren und starke Ablehnung gegen jeden, der auch nur den Ansatz macht, Ihnen etwas sagen oder beibringen zu wollen. Sie sahen und sehen dahinter nach wie vor den Versuch, Sie in Ihrer Entwicklung und Freiheit einzuschränken und in eine Richtung zu drängen, mit der Sie sich nicht identifizieren können. Diese grundsätzlichen Widerstände bringen jedoch nicht den Schutz vor der von Ihnen gefürchteten Unterdrückung, sondern ziehen diese als Folge Ihrer Erwartungshaltung erst recht an, was dann wiederum eine Bestätigung für Ihre Einstellung ist. Die Saguaro-Blütenessenz bringt Ihnen mehr Offenheit und die Möglichkeit, auch positive Erfahrungen mit Autoritätspersonen zu machen und solche Menschen kennenzulernen, die aufgrund Ihrer Reife, Einsicht und wahren Führungsqualitäten ihre machtvolle Stellung erreichen und wirklich etwas zu geben haben. Das eröffnet Ihnen eine neue Quelle an Lernmöglichkeiten, bringt die zur Auflehnung festgehaltene und konzentrierte Energie zum Fließen und macht sie für nützlichere Unternehmungen und Wachstumsschritte verfügbar.

Affirmation: Ich akzeptiere die Weisheit und Führung wahrer Autoritätspersonen.

Ätherische Öle zur Unterstützunge: Lavendel, Geranie, Rosenholz.

Astrologische Entsprechungen: Saturn oder Pluto im zehnten Haus.

54. SAINT JOHN'S WORT
(Hypericum perforatum – Johanniskraut)

Die Pflanze

Das *Johanniskraut* gehört zur Familie der Hartheugewächse. Die 30 bis 60 cm hohe Staude trägt fünfblättrige, gelbfarbene Blüten und wächst auf Wiesen, Heiden und an Waldrändern. Das daraus hergestellte rote Johanniskrautöl wird bevorzugt zur Wundheilung eingesetzt. Eine weitere bekannte Anwendung in der Phytotherapie ist seine beruhigende, nervenregenerierende Wirkung. Es blüht von Juni bis August.

Die Blütenessenz

Thema: Stärke und Schutz durch inneres Licht.

Grundursache: starke Offenheit des Emotionalkörpers und für außerkörperliche Erfahrungen; Ängste.

Die Saint John's Wort-Blütenessenz macht Ihnen die Stärke Ihres inneren Lichtes bewußt und gibt Ihnen dadurch Sicherheit und ein Geborgenheitsgefühl. Sie sind sehr offen und aufnahmefähig für Ereignisse und Zustände, die über Ihren physischen Körper hinausgehen, was Ihnen unterbewußt Angst einflößt. Diese Ängste, die Sie aus Ihren außerkörperlichen Erlebnissen, wie in starken Träumen, mitbringen, sind immer unterschwellig vorhanden und verunsichern Sie in Ihrem Glauben und Vertrauen in Ihre innere Kraft und Ihr inneres Licht, das Sie auf jeden Fall vor

Widrigkeiten außerhalb Ihres Körpers und auch im Alltag schützen wird. Bei Ihrer Offenheit, Ausdehnungs- und Auflösungsfähigkeit besteht die Gefahr, daß Sie sich zu weit von Ihren Wurzeln, Ihrer Mitte und überhaupt von Ihrer Körperlichkeit entfernen, was Sie einerseits berauscht, andererseits aber auch beängstigt. Durch die Saint John's Wort-Blütenessenz wird es Ihnen möglich, Ihr inneres Licht als Verbindung zum kosmischen Lebensstrom wahrzunehmen und zu stärken und Sie auf diese Weise vor unliebsamen Geschehnissen in Ihrem Astralkörper und darüberhinaus zu schützen. Sie brauchen sich nicht weiter zu ängstigen und gewinnen die Erkenntnis, daß das äußere Licht, das Sie in Ihrer spirituellen Offenheit suchen oder erwarten, längst in Ihnen selbst leuchtet.

Affirmation: Ich spüre die Stärke meines inneren Lichtes und fühle mich geschützt.

Ätherische Öle zur Unterstützung: Wacholder, Sandelholz, Ylang-Ylang.

Astrologische Entsprechungen: Mond-viertes Haus/Neptun-zwölftes Haus-Konstellation.

55. SCARLET MONKEYFLOWER
(Mimulus cardinalis – Rote Gauklerblume)

Die Pflanze

Die *rote Gauklerblume* gehört zu der Familie der Braunwurzgewächse. Sie trägt scharlachrote Blüten, deren Unterlippen völlig nach außen umgeschlagen sind, während die Oberlippen sich weit nach vorne strecken, wodurch die Blüte weit geöffnet ist. Sie wird von Kolibris im Flug bestäubt.

Die Blütenessenz

Thema: Ausleben und Transformation starker Gefühle.

Grundursache: Angst vor tiefsitzenden, besonders als negativ betrachteten Gefühlen.

Die Scarlet Monkeyflower-Blütenessenz unterstützt Sie darin, Ihre lange unterdrückten und unakzeptierten Gefühle wieder an die Oberfläche gelangen zu lassen. Da unsere Emotionen im allgemeinen in gut und böse unterschieden werden und jeder den Anspruch an sich spürt, seine guten Seiten zu zeigen, um akzeptiert zu werden, werden Gefühle wie Haß, Wut, Eifersucht und Aggression unter den Tisch gekehrt und unter großem Energieaufwand verdrängt. Diese unterschwellig gärenden Kräfte werden durch ihre Unterdrückung immer stärker, und es muß immer mehr Energie aufgebracht werden, damit sie nicht ins Bewußtsein treten können. Sie spalten sich also freiwillig in zwei

Teile auf, und was Sie unterdrücken und bekämpfen, verursacht Ihnen erstens Angst und bekommt zweitens eine immer größere Macht über Sie, was Sie wiederum noch mehr beängstigt. Diesen Teufelskreis zu durchbrechen, kostet viel Mut und vor allem die Einsicht, daß nichts in Ihnen ist, was von Natur aus falsch und schlecht ist, was es aber bei einem plötzlichen Ausbruch geballter, nicht mehr kontrollierbarer Energie werden kann. Eine weitere Ausdrucksweise dieser verdrängten Energie ist ein langsamer, gärender Selbstzerstörungsprozeß, der sich langfristig in chronischen Erkrankungen manifestiert. Jede Energie verfügt über zwei Seiten, und Sie können erst Ihre ganze Kraft und Ihr Potential umsetzen, wenn Sie zu diesen Energien Zugang gewinnen und in Ihrem Selbsterfahrungsprozeß lernen, Bewußtheit, Akzeptanz und Transformation aller Ihrer Energien in die glückbringende, selbstverwirklichende Seite zuzulassen. Mit Hilfe der Scarlet Monkeyflower-Blütenessenz lernen Sie, den Mut und die Eigenliebe aufzubringen, alle Ihre Gefühle zu spüren, zu leben und zu zeigen.

Affirmation: Ich bin in Kontakt mit meiner Gefühlswelt und lebe sie voll aus.

Ätherische Öle zur Unterstützung: Jasmin, Rosenholz, Ylang-Ylang.

Astrologische Entsprechungen: Sonne, Mond oder Aszendent im Skorpion oder andere Pluto-Betonung.

56. SCOTCH BROOM
(Cytisus scoparius – Besenginster)

Die Pflanze

Der *Besenginster* gehört zu der Familie der Schmetterlingsblütler. Er ist ein bis zu zwei Meter hohes Strauchgewächs mit steifen, kantigen Zweigen und gelben, leuchtenden Blüten, die sich vom Frühjahr bis zum Beginn des Sommers zeigen.

Die Blütenessenz

Thema: Optimismus und Standhaftigkeit.

Grundursache: Kein Erkennen des Lebenssinns; Mangel an Vertrauen in die Existenz und die eigene Fähigkeit, Herausforderungen entgegenzutreten und daran zu wachsen.

Die Scotch Broom-Blütenessenz gibt Auftrieb und Motivation, sich den Erfordernissen der Zeit und der eigenen Persönlichkeit zu stellen und dafür die negative Grundhaltung der Hoffnungslosigkeit und Sinnlosigkeit abzulegen. Es ist leicht möglich, bei den unaufhörlichen Hiobsbotschaften und der näheren Betrachtung Ihrer Lebenssituation den Mut sinken zu lassen und jede Anstrengung zur Veränderung und Verbesserung als Energieverschwendung zu betrachten. Sie als Einzelperson können ohnehin nichts ändern, und Ihre eigene Lebenslage wird ja schließlich auch nur von der Familie, der Gesellschaft usw. bestimmt. Damit geben Sie Ihr Schicksal freiwillig aus der Hand und überlassen die

Macht den anderen. Ursache dafür ist jedoch nicht die reale Situation, sondern Ihre passive und negative Haltung. Die Manifestationen in der Welt sind lediglich die Folge unserer Erwartungshaltung und Denkprogramme. Wenn Sie mit einem langen Gesicht nach draußen gehen, werden Sie bestimmt andere Erfahrungen machen als bei einer glücklichen, lebensfrohen Ausstrahlung. Kurz gesagt, Sie schaffen Ihre Welt selbst. Alles hat seine Aufgabe, und wenn Sie schon mit dem Bewußtsein leben, daß die Welt an einem Abgrund steht, so doch bestimmt nicht, um sich mit verzweifelter, pessimistischer Miene zurückzulehnen und zu verbittern. Die Scotch Broom-Blütenessenz gibt, ebenso wie es der Anblick ihrer strahlenden Blüte tun kann, Motivation, Mut, Kraft und Beharrlichkeit in Situationen, die Sie sich als hoffnungslos vorstellen und einreden, und verhilft zu der Erkenntnis, daß schwere Hindernisse im Leben zur Befreiung Ihrer Kraftreserven und zur Ankurbelung Ihres Wachstumsprozesses dienen sollen und auch ein Zeichen inneren Widerstandes gegen den Lebensfluß sein können.

Affirmation: Ich bin wieder voller Zuversicht und Stärke.

Ätherische Öle zur Unterstützung: Bergamotte, Salbei, Rosmarin.

Astrologische Entsprechungen: Jupiter-neuntes Haus/Saturn-Konstellation.

57. SELF-HEAL
(Prunella vulgaris – Kleine Brunelle)

Die Pflanze

Die *kleine Brunelle* gehört zu der Familie der Lippenblütler. Sie ist eine niedrige Staude mit länglich-eiförmigen Blättern und blau-violetten Blüten. Sie wächst an Wegrändern und Grasfluren. Sie wurde früher schon als Heilmittel bei Hals- und Mundentzündungen eingesetzt.

Die Blütenessenz

Thema: Selbstheilungskräfte.

Grundursache: Mangel an Vertrauen auf die eigenen Selbstheilungskräfte; Suche nach Heilung allein durch äußere Methoden.

Die Self-Heal-Blütenessenz schafft das Bewußtsein, daß Heilung nur von innen als Folge von Selbstliebe und Selbstverantwortung kommen kann. Andere Mittel können zwar helfen, die Selbstheilungskräfte zu aktivieren und zu fördern, der wahre Heilungsprozeß wird jedoch nur im Anschluß an Ihre innere Quelle und unter Bewußtheit der Hintergründe und der Aussage der Krankheit möglich, die schließlich nur die Manifestation von Disharmonien und Energieblockierungen im feinstofflichen System ist. Das macht die „Heil"methoden, die nur auf den physischen Körper wirken, zu kurzsichtigen und symptomunterdrükkenden Versuchen, Gesundheit wiederherzustellen, die vom Ansatz her schon mißglücken müssen. Voraussetzung zur echten Gesundung ist eine tiefe Selbstliebe, unerschütterliches Vertrauen und fester Glauben an die Richtigkeit aller Ereignisse, die das Leben geschehen läßt. Sie werden nie krank oder fühlen sich unwohl, wenn Ihnen damit nicht die Botschaft übermittelt werden soll, daß Sie mit Ihrer Lebensweise und Ihren Entscheidungen an Ihrem Weg vorbeigehen, sich über- oder unterfordern und anstatt in Richtung Selbstverwirklichung eindeutig in Richtung Selbstzerstörung gehen. Diese Erkenntnis und deren individuelle Ausdeutung, aus der die entsprechenden Konsequenzen gezogen werden sollten, machen einen sehr großen Teil der Heilung aus. Außerdem ist es wichtig, neben einer zuversichtlichen Grundhaltung die Möglichkeit wiederzuentdecken, sich vollkommen, auch in Anbetracht der herausgefundenen Ursachen der Erkrankung, anzunehmen und zu lieben. Die Self-Heal-Blütenessenz unterstützt diese Entwicklung der Selbstachtung. Sie verwandelt die Ansicht, daß Krankheit ein Schicksalsschlag sei, in Eigenverantwortung für alles, was Ihnen geschieht, und Dankbarkeit dafür, daß Sie auf die Abwendung von Ihrem wahren Lebensweg aufmerksam gemacht wurden.

Affirmation: Ich vertraue voll und ganz auf meine Selbstheilungskräfte.

Ätherische Öle zur Unterstützung: Rosenholz, Salbei, Pfefferminze.

Astrologische Entsprechungen: allgemeine Anwendung.

58. SHASTA DAISY
(Chrysanthemum maximum – Margerite)

Die Pflanze

Die *Margerite* gehört zu der Familie der Korbblütler und ist eine Staude mit aufrechtem Stengel, dessen untere Blätter langgestielt sind. Ihre Blüten befinden sich in einzelnen, endständigen Köpfchen. Die Zungenblüten sind weiß, die inneren Röhrenblüten gelb. Sie wächst auf Wiesen, in lichten Trockenwäldern und Gebüschen.

Die Blütenessenz

Thema: Mentale Klarheit und Ordnung.

Grundursache: Überschwemmung mit Information und Ideen.

Die Shasta Daisy-Blütenessenz ist geeignet, die verwirrende Beeindruckung durch viel angeeignetes Wissen und die Beeinflussung durch die verschiedensten Meinungen, die von außen auf Sie einwirken, zu einem Gesamtbild zu vereinen und zu ordnen. So kann aus vielen Informationen, die auf intellektueller Ebene erfaßt wurden, ein tieferes Verständnis und Einsichtigkeit wachsen. Ihre verschiedenen Vorstellungen und Ideen können zu einem klaren und überblickbaren Bild gestaltet werden, so daß Sie in distanzierter Haltung Ihre Gedankengänge als eine Einheit und nicht länger als ein undurchschaubares Durcheinander betrachten können. Besonders wenn Sie viel auf geistiger Ebene arbeiten und einen großen Wissensschatz angesammelt haben, ist es wichtig, diesen zu einer verständlichen Gesamtheit zu formen und als solchen zu integrieren, anstatt sich von den unterschiedlichen Einzelinformationen überrollt und verwirrt zu sehen. Die Blütenessenz fördert Ihr Organisationstalent, mit dem Sie die Aufnahme von Eindrücken und neuem Wissen zu einem Ganzen vereinen können, damit Sie nicht nur im Kopf, sondern aus Ihrem gesamten Wesen heraus verstehen, was Sie lesen, lernen und von anderen hören, so daß Sie aus intellektuellem Wissen Ihre eigene Weisheit und Erkenntnis entwickeln können. Die Shasta Daisy-Blütenessenz gibt ein geistiges Gesammeltsein, die Fähigkeit, Ihre Ideen und Kenntnisse zu einem größeren Ganzen zu verbinden und die Einheit in der Vielfalt von gedanklichen Einzelteilen zu erkennen. Sie unterstützt Sie darin, auf geistiger Ebene Ordnung zu schaffen, sich zu zentrieren und Ihre mentalen Impulse einem Gesamtschema unterzuordnen.

Affirmation: Ich bringe Klarheit und Ordnung in meine Gedankenwelt.

Ätherische Öle zur Unterstützung: Pfefferminze, Basilikum, Wacholder.

Astrologische Entsprechungen: Zwillinge-drittes Haus- oder Jungfrau-sechstes Haus-Betonung.

59. SHOOTING STAR
(*Dodecatheon hendersonii* – Götterblume)

Die Pflanze

Die *Götterblume* zählt zu der Familie der Primelgewächse. Wegen der zurückgeschlagenen Kronzipfel ähnelt sie in ihrem Aussehen einem Alpenveilchen. Sie findet sich bevorzugt im pazifischen Nordamerika.

Die Blütenessenz

Thema: Verbundenheitsgefühl.

Grundursache: Mangelnde Erdverbundenheit.

Die Shooting Star-Blütenessenz dient dazu, daß Sie in engen und tiefen Kontakt mit Ihrer physischen Manifestation in diesem Leben kommen. Findet diese Manifestation der Energieschwingung Ihrer Seele in die langsamere Schwingung des körperlichen Daseins zu schnell statt oder kommt es zu einer sehr schnellen, plötzlichen Geburt dieser Manifestation in die Außenwelt, hat dies zur Folge, daß Sie sich nicht so heimisch, vertraut und verbunden mit dieser Welt fühlen und sich statt dessen ein gewisses Außenseitergefühl einstellt. Sie empfinden auf bewußter oder unbewußter Ebene so, als ob Sie nicht von dieser Welt sind und haben entsprechende Schwierigkeiten, sich wie selbstverständlich als Gleicher unter Gleichen zu sehen. Dieses Gefühl des Abstands und des Nicht-dazu-gehörens macht es Ihnen schwer, sich im Vertrauen auf sich selbst und die Richtigkeit Ihres Hierseins fallenzulassen und Bodenständigkeit zu entwickeln, die Sie benötigen, um sich im Bewußtsein Ihrer Mitte und der Verbundenheit mit Ihrer Umgebung und allgemein mit dem Ganzen zu spüren und zu betrachten. Die Shooting Star-Blütenessenz stellt eine feste Verbindung mit Ihrer Körperlichkeit her, die Sie angenommen haben, um in diesem Leben wieder neu dazuzulernen, zu wachsen und mit Ihren individuellen Stärken dem Ganzen zu dienen. Ist es Ihrem spirituellen Körper dann möglich, Ihr ganzes Sein zu durchdringen und somit eine engere Beziehung zwischen Seele und Körper herzustellen, fällt es Ihnen leichter, richtig auf dieser Erde anzukommen und diese als Ihre wahre Heimat zu betrachten. Sie fühlen sich eins mit ihr und den anderen Menschen und gehen mit Selbstbewußtsein und Erdverbundenheit den Weg, den sich Ihre Seele für dieses Leben ausgewählt hat.

Affirmation: Ich bin in meiner Mitte und fühle mich mit meiner Umgebung eng verbunden.

Ätherische Öle zur Unterstützung: Sandelholz, Wacholder, Ylang-Ylang.

Astrologische Entsprechungen: starke Neptun-zwölftes Haus-Betonung.

60. STAR THISTLE
(Centaurea solstitialis – Sommer-Flockenblume)

Die Pflanze

Die 30–80 cm hohe *Sommer-Flockenblume* gehört zur Familie der Korbblütler. Ihr Blütenstand ragt in hellgelber Farbe nach oben, während die mittleren und äußeren Hüllblätter in langen, gelben Dornen enden. Sie wächst auf trockenen Unkrautfluren.

Die Blütenessenz

Thema: Großzügigkeit.

Grundursache: Sichtweise des Mangels und der Knappheit in der Existenz.

Die Star Thistle-Blütenessenz ermöglicht, sich dem Überfluß des Lebens zu öffnen und im Bewußtsein zu handeln, daß alles da ist, was Sie wirklich brauchen. Dadurch fällt es Ihnen leichter, auf der materiellen und gefühlsmäßigen Ebene loszulassen und sich selbst und anderen gegenüber freigiebiger zu sein. Ihre Vorstellung, Ihre Güter und Begabungen für Sie selbst festhalten zu müssen, um etwas zu haben und sicher zu sein, ist ein Trugschluß. Je mehr Sie klammern, desto weniger werden Sie haben. Nur ein ständiger Fluß zwischen Ihnen und Ihrer Umwelt im Geben und Nehmen macht Sie wirklich reich und zufrieden. Das Leben stellt alles zur Verfügung, was für Sie wichtig ist. Das können Sie aber nur erkennen und erfahren, wenn Sie sich vertrauensvoll an seinen Fluß auf allen Ebenen anschließen und daran glauben, daß Ihre Offenheit und Bereitschaft, alles anzunehmen, was Ihnen geboten wird, genügt, um versorgt zu sein. Die Vorstellung, sich selbst um alles kümmern und sich unaufhörlich in die Lebensgeschehnisse einmischen zu müssen, macht Sie immer starrer und in Ihren angehäuften Reichtümern gefangen. Je mehr Sie festhalten und haben wollen, um so weniger werden Sie erreichen und bekommen. Es geht immer gegen die Egokräfte, wenn Sie sich einer größeren Quelle und Einheit bewußt werden, an die Sie angeschlossen sind, anstatt im Einzelkampf dagegen rebellieren zu wollen. Die Star Thistle-Blütenessenz erweitert Ihren Horizont in die Richtung, daß es eine größere Kraft und ein alle und alles verbindendes Ganzes gibt, auf dessen Weisheit und Unerschöpflichkeit Sie immer zählen können. Erst dieses Vertrauen bringt Sie in einen Zustand des freudvollen Annehmens und großzügigen Weitergebens, da Sie sich an die Quelle des Ganzen angeschlossen fühlen, deren Kraft und Fülle über Ihr Ermessen hinausgeht.

Affirmation: Ich öffne mich der Quelle des Universums und bin bereit, zu nehmen und zu geben.

Ätherische Öle zur Unterstützung: Muskatellersalbei, Lavendel, Melisse, Bergamotte.

Astrologische Entsprechungen: starke Betonung im Stier-zweites Haus oder im Steinbock-zehntes Haus.

61. STAR TULIP
(*Calochortus colmiei – Katzenohr*)

Die Pflanze

Das *Katzenohr* gehört zu der Familie der Liliengewächse. Ähnlich der Mormonentulpe (Mariposa Lily) gehört auch sie zu den Erdpflanzen, die nur in der Regenzeit zum Vorschein kommen und blühen.

Die Blütenessenz

Thema: Öffnung für Innenwelt und Intuition.

Grundursache: Angst, sich seiner Innenwelt und dem weiblichen Anteil seines Wesens zu öffnen.

Die Star Tulip-Blütenessenz erleichtert den Kontakt zu Ihrem inneren Wesen, Ihrer weiblichen, rezeptiven Seite und Ihrer Intuition. Wenn Sie sich zu stark in der aktiven, harten, sich durchsetzenden oder intellektuellen Phase befinden, ist es schwierig, die Eingebungen, die über das höhere Selbst an Sie weitervermittelt werden, wahrzunehmen und nach ihnen zu handeln. Es ist natürlich notwendig, daß Sie Ihr Selbstbewußtsein und Ihre Tatkraft spüren und diese mit all Ihrer Energie einsetzen. Aber um dabei wirklich im Einklang mit Ihrem Wesen und Ihrem anstehenden Wachstumsprozeß zu leben, bedarf es auch der Offenheit gegenüber Ihrer höheren spirituellen Ebene, die Ihnen die richtigen Impulse für die Erlangung von Zufriedenheit und Lebensfreude schenkt und Ihnen die Richtung weist, wie Sie mit Hilfe Ihrer männlichen Kräfte sich zu engagieren und einzubringen haben. Sie können nur in Kontakt mit Ihrer gesamten Lebenskraft stehen und in Ihrem Sinne handeln, wenn Sie auch in Kontakt mit Ihrer Seele stehen und als deren Manifestation agieren.

Die Star Tulip-Blütenessenz bringt Sie in Verbindung mit Ihrer empfänglichen und weichen Seite, über die Sie tief in Ihr Inneres eintauchen und sich über das Einssein mit dem Leben bewußt werden können. Auf diese Weise sind Sie an Ihren Urquell angeschlossen und können sich besser auf Ihre wahren Bedürfnisse und auf andere Menschen einstellen und darauf eingehen.

Affirmation: Ich bin offen für meine innere Stimme und meine weibliche Seite.

Ätherische Öle zur Unterstützung: Rose, Rosenholz, Neroli.

Astrologische Entsprechungen: Mond-viertes Haus/Saturn-Konstellation.

62. STICKY MONKEYFLOWER
(Mimulus aurantiacus – Gauklerblumen-Art)

Die Pflanze

Diese *Gauklerblume* gehört zu der Familie der Braunwurzgewächse. Sie trägt orangerote Blüten, die viel von Bienen aufgesucht werden. Da ein Gaumen den Blüteneingang versperrt, müssen sich die Insekten förmlich in die Blütenöffnung hineindrängen, um an den Nektar herankommen zu können.

Die Blütenessenz

Thema: Sexualität.

Grundursache: Angst vor dem freien Fluß der sexuellen Energie.

Die Sticky Monkeyflower-Blütenessenz bringt Bewußtheit und Offenheit in Ihre Sexualität. Trotz angeblicher sexueller Freiheit und Aufgeklärtheit machen sich doch oft Erziehungsfehler bemerkbar, die ein natürliches und freudvolles Annehmen und Ausleben der sexuellen Energie sehr schwer machen. Entweder Sie beschränken sich auf den rein körperlich-sexuellen Kontakt mit Ihrem Partner oder selbst dieser wird als eine fremdbestimmte Aktion wahrgenommen, in die Sie sich nicht selbst voll und ganz einzubringen getrauen. Der erste Schritt besteht hier in einer ehrlichen Bestandsaufnahme Ihrer Sexualität, so daß Sie durch Akzeptanz und Verständnis für Ihre sexuellen Reaktionsweisen Veränderungen schaffen und Liebe zu Ihrem Körper entwickeln können. Erkennen Sie den Wert, den Sexualität für Sie persönlich besitzt, wie Sie Ihnen hilft, Ihre Urenergie zu spüren und im Lebensstrom zu fließen. Das Zulassen und Leben der sexuellen Energie bildet die Grundvoraussetzung eines erfüllten Lebens. Nur ihre Bewußtwerdung kann zu ihrer Transformation in Durchsetzungskraft, Liebe, Selbstausdruck und geistige Weite führen. Dieser Transformation muß immer ein tiefer, liebevoller Kontakt mit der Sexualität vorangehen. Die Sticky Monkeyflower-Blütenessenz erleichtert einen freien und natürlichen Umgang mit Ihrer sexuellen Energie und bringt mehr Bewußtheit in die Schwierigkeiten, die Sie damit haben. Stellen Sie nicht zu hohe Ansprüche an sich, sondern setzen Sie da an, wo Sie in Ihrer Entwicklung gerade stehen, und nehmen Sie diesen Zustand mit all Ihrer Selbstachtung und Selbstliebe an.

Affirmation: Ich bin im Fluß mit meiner sexuellen Energie und lebe sie aus.

Ätherische Öle zur Unterstützung: Ylang-Ylang, Sandelholz, Neroli, Muskatellersalbei.

Astrologische Entsprechungen: Sonne, Mond oder Pluto im Skorpion oder im achten Haus, Aszendent Skorpion.

63. SUNFLOWER
(Helianthus annuus – Sonnenblume)

Die Pflanze

Die *Sonnenblume* gehört zu der Familie der Korbblütler und kann
bis zu drei Metern emporragen. Die einjährige Pflanze trägt herz-
förmig dreieckige Blüten, wobei der gesamte Blütenstand einen
Durchmesser von bis zu 30 cm erreichen kann. Ihre ursprüngliche Heimat ist Mexiko und Mittelamerika.

Die Blütenessenz

Thema: Ego-kräfte und Persönlichkeit.

Grundursache: Gestörte Vaterbeziehung; mangelnde Entwicklung der Persönlichkeit.

Die Sunflower-Blütenessenz hilft, Ihr Selbstbewußtsein zu ver-
stärken und mit Mut und Entschlossenheit Ihre Persönlichkeit
herauszustellen. Ist die Beziehung zum Vater gestört und hatten
Sie kein Vorbild, das die männlichen Eigenschaften in positiver
Weise symbolisierte, wird es Ihnen auch selbst schwerfallen,
diese Eigenschaften zu entwickeln und in Ihre Persönlichkeit zu
integrieren. Entweder Sie kompensieren und verhalten sich übertrieben und betont selbstbewußt und setzen sich aggressiv und
hart durch, oder aber Sie unterdrücken die Kraft und Entfaltung
Ihrer Persönlichkeit und zeigen sich zurückhaltend, ängstlich
und energielos. Beide Möglichkeiten verhindern eine gesunde

und erfüllende Entwicklung Ihrer Persönlichkeit und Ihrer Tatkraft. Die Ablehnung des männlichen Anteils in Ihnen führt auch zu der Weigerung, unter Einsatz aller Kräfte für Ihre Bedürfnisse und Ziele aktiv am Leben teilzunehmen. Sie tendieren eher dazu, Ihre Wünsche gar nicht erst ins Bewußtsein dringen zu lassen, sondern sich mit dem zufriedenzugeben, was man Ihnen von außen aufpfropft. Oder Sie setzen sich über die Gefühle Ihrer Umgebung achtlos hinweg, stehen in keinerlei Kontakt zu Ihrem inneren Wesen und boxen sich überall durch, nur um sich krampfhaft zu beweisen, wie stark und unschlagbar Sie doch sind. Eine gesunde Mischung wäre es, auf die innere Stimme zu hören, sich mit voller Kraft und Energie für Ihre Belange und die der anderen einzusetzen und positiv zu kämpfen. Die Sunflower-Blütenessenz bringt Sie in tiefen Kontakt mit Ihrer männlichen Seite und hilft Ihnen, Ihrer Persönlichkeit strahlend und bestimmt Ausdruck zu verleihen, ohne Ihre Mitmenschen zu überrennen oder sich in falscher, ängstlicher Bescheidenheit zurückzuhalten.

Affirmation: Ich setze mich kraftvoll und entschlossen für meine Bedürfnisse ein.

Ätherische Öle zur Unterstützung: Rosmarin, Salbei, Bergamotte.

Astrologische Entsprechungen: Sonne-fünftes Haus/Saturn-Konstellation.

64. SWEET PEA
(Lathyrus latifolus – Platterbse)

Die Pflanze

Die breitblättrige *Platterbse* gehört zu der Familie der Schmetterlingsblütler und erreicht eine Höhe von bis zu zwei Metern. Es stehen drei bis fünfzehn Blüten zusammen, die purpur-rosenrotfarben und 2-3 cm groß sind.

Die Blütenessenz

Thema: Gemeinschaftsgefühl.

Grundursache: Angst vor familiären und gesellschaftlichen Bindungen; Minderwertigkeitsgefühle.

Die Sweet Pea-Blütenessenz schenkt Ihnen mehr Offenheit gegenüber der Familie und Gesellschaft und die Bereitschaft, die damit verbundenen Annehmlichkeiten und Verpflichtungen anzunehmen. Grundvoraussetzung für das Gefühl des Aufgenommenseins und der Verwurzelung im Freundeskreis und der Gesellschaft ist ein gefühlsmäßig intaktes Familienleben, da das Verhältnis zur Gesellschaft nur die Erweiterung und Verlängerung des Verhältnisses zur Familie ist. Haben Sie in Ihrer Kindheit das Gefühl der vollkommenen Akzeptanz erlebt und zu spüren bekommen, daß Sie Werte besitzen, mit denen Sie der Familie dienen können, werden sich diese Erfahrungen auch als Basis für ein soziales Verhalten in dem größeren Rahmen der Gesellschaft zeigen. Sie brauchen die Sicherheit und das Selbstvertrauen, damit Sie sich der familiären und gesellschaftlichen Erfordernisse bewußt werden, ihnen ins Auge sehen und sie erfüllen können. Meist führt das Gefühl der Unzulänglichkeit gegenüber sozialen Verpflichtungen zu einem Rückzug und zur Verdrängung des Bedürfnisses, ein geschätztes und liebenswertes Mitglied in einem Freundeskreis oder der Gesellschaft zu sein. Nicht nur, weil Sie sich verwurzelt und angenommen fühlen möchten, sondern da auch von klein auf die Bereitschaft besteht, über seine Persönlichkeit hinaus sich nützlich zu machen und zu dienen. Die Sweet Pea-Blütenessenz unterstützt Sie darin, mehr Selbstliebe und Selbstvertrauen zu entwickeln, um sich Ihrer Werte und Begabungen bewußt zu werden und zu spüren, wie wichtig Ihre Anwesenheit und Ihr Einsatz in einem größeren, überpersönlichen Rahmen ist. Auf diese Weise gelingt es Ihnen, Ihr früh geprägtes Abgelehntseins- und daraus folgendes Abgrenzungsgefühl loszulassen und sich in Ihrer Umgebung heimisch zu fühlen, so daß Sie Ihre Verpflichtungen gegenüber Familie und Gesellschaft gerne annehmen werden.

Affirmation: Ich fühle mich in meiner Familie und Gesellschaft geborgen und verwurzelt.

Ätherische Öle zur Unterstützung: Wacholder, Geranie, Rosenholz.

Astrologische Entsprechungen: Mond/Saturn- und Saturn/Uranus-Konstellation; Saturn im 10. Haus.

65. TANSY
(Tanacetum vulgare (Chrysantenum) – Rainfarn)

Die Pflanze

Der *Rainfarn* gehört zu der Familie der Korbblütler und ist eine 40 bis 160 cm hohe Staude, die einen würzigen Duft ausströmt. Der kantige, kahle Stengel trägt gefiederte, gesägte Blätter; der Blütenstand besteht aus knopfförmigen, gelbfarbenen Röhrenblüten, die sich in kleinen Körbchen befinden. Die Blütezeit erstreckt sich von Juli bis September. Der Rainfarn wächst an Wegrändern und Unkrautfluren.

Die Blütenessenz

Thema: Tatkraft und Entschlossenheit.

Grundursache: Mangelnder Kontakt zu seiner Lebensaufgabe und damit zu der dafür zur Verfügung stehenden Energie.

Die Tansy-Blütenessenz dient dazu, Anschluß an die universelle Energiequelle zu finden, indem Ihre Blockaden, intellektuellen Störfaktoren und Ängste, sich dem Lebensfluß anzuschließen, aufgelöst werden. Sie eignet sich besonders in Situationen, in denen Sie nicht dem ersten Impuls, den Sie über Ihre innere Stimme erhalten haben, gefolgt sind, sondern diesen mit Ihrem Intellekt und alten Ängsten überlagert haben oder es vorzogen, sich Ihrer Bequemlichkeit und Ihrem Sicherheitsdenken hinzugeben. Sie wollen sich Ihrer Ziele und Bedürfnisse gar nicht bewußt sein, da

Sie nicht die Entschlossenheit und die Kraft in sich spüren, diese in die Tat umzusetzen. Es ist auch möglich, daß die Verbindung zu Ihrem höheren Selbst als Sprachrohr Ihrer Seele schon so verschüttet ist, daß Sie dessen Impulse gar nicht mehr wahrnehmen können. Unter diesen Umständen ist es auch schwierig, in Kontakt mit den zur Selbstentfaltung zur Verfügung stehenden Energien zu kommen, um mit deren Hilfe mutig, entschlossen und voller Stärke Ihr Leben in die Hand zu nehmen. Die Tansy-Blütenessenz hilft Ihnen, aus Ihrer Unentschlossenheit und Trägheit herauszufinden und wieder mehr Aktivität an den Tag zu legen. Sie kann Sie in wichtigen Entscheidungsprozessen unterstützen, um in Verbindung mit Ihrer Seele intuitiv zum richtigen Schluß zu kommen und sich zentriert und tatkräftig im Sinne dieser Entscheidung zu betätigen.

Affirmation: Ich bin mir meiner Bedürfnisse bewußt und setze mich entschlossen dafür ein.

Ätherische Öle zur Unterstützung: Basilikum, Kampfer, Rosmarin.

Astrologische Entsprechungen: Sonne oder Aszendent in der Waage, Mars/Neptun-Konstellation.

66. TIGER LILY
(Lilium columbianum – Tigerlilie)

Die Pflanze

Die *Tigerlilie* stammt ursprünglich aus Japan und China. Die ausgewachsene Pflanze trägt bis zu 30 Blüten an einem Stengel, die rot oder orangerot gefärbt sind und kleine schwarze Flecken haben.

Die Blütenessenz

Thema: Sinn für Gemeinschaft und Zusammenarbeit.

Grundursache: Selbstbezogenheit; Überbetonung der männlichen Seite.

Die Tiger Lily-Blütenessenz macht Ihnen Ihre weibliche, empfängliche und sensible Seite mehr bewußt und ermöglicht die Transformation der Aggressivität und egoistischen Selbstdurchsetzung in uneigennützigen Einsatz für eine Gruppe, Arbeitsgemeinschaft oder die Gesellschaft. Es wird Ihnen ein gewisses Energiepotential gegeben, um tatkräftig für Ihre Interessen einzutreten, aber nicht um mit Scheuklappen, nur die eigenen Bedürfnisse im Auge, zu kämpfen und destruktiv diese starke Kraft einzusetzen. Haben Sie nur Ihre Selbstdurchsetzung um jeden Preis im Sinn und ignorieren Ihre Umgebung dabei, ist dies eine eingleisige Fahrweise, bei der Ihre weibliche, gefühlvolle Seite völlig verdrängt und zurückgehalten wird. Es ist Ihnen nicht möglich, auch die Situationen Ihrer Mitmenschen wahrzunehmen, sich in deren Lage zu versetzen und unter Anteilnahme diesen gegenüber aus Ihrer Selbstbezogenheit herauszukommen, um Ihre Aggressivität in konstruktiver Weise zum Wohl aller Beteiligten zu nutzen. Die Tiger Lily-Blütenessenz macht Sie wieder offener, um die weiblichen Impulse aufzunehmen, Ihre Sensitivität wiederzuentdecken und Ihren Horizont über Ihre eigene Persönlichkeit hinaus wachsen zu lassen. Sie spüren weiterhin Ihre Durchsetzungskraft, setzen Sie aber in objektiver Anpassung an die gegebene Situation und nicht nur zu Ihrem alleinigen persönlichen Vorteil ein. Sie erkennen, daß Sie das Mitglied einer Gemeinschaft sind, in der jeder neben seiner individuellen Weiterentwicklung auch die Bereitschaft zur gegenseitigen Unterstützung verwirklichen kann.

Affirmation: Ich nutze meine Energie auch zum Wohle anderer.

Ätherische Öle zur Unterstützung: Jasmin, Neroli, Rose, Geranie.

Astrologische Entsprechungen: Mars–erstes Haus-Betonung, Pluto im ersten Haus.

67. TRILLIUM
(*Trillium chloropetalum – Liliengewächs*)

Die Pflanze

Diese *Lilien*-Art wächst nur an schattigen Stellen im Wald. Dort entwickelt sie tiefrote Blüten und leuchtet damit aus ihrer dunklen Umgebung hervor. Sie speichert ihren Wasserbedarf in Rhizomen und bildet Beerenfrüchte.

Die Blütenessenz

Thema: Macht und materielle Welt.

Grundursache: Verhaften auf der Ebene der ersten beiden Chakras.

Die Trillium-Blütenessenz bringt das Bewußtsein, daß Sie sich zu sehr auf die materielle Welt konzentrieren und Ihre Energie bevorzugt für Ihr Streben nach Macht und Reichtum einsetzen. Es ist unabdingbar, die ersten beiden Chakras voll zu ihrer Entfaltung zu bringen, sich also um sein Überleben, seine finanzielle Sicherheit und seine Sexualität zu kümmern. Diese grundliegenden menschlichen Bedürfnisse müssen befriedigt sein, um die auf diese Weise erweckte Energie auch in höhere Zentren leiten zu können, so daß diese mit Vitalität und Lebenskraft versorgt werden. Sind die unteren beiden Chakras geöffnet, erhalten Sie die Möglichkeit, Ihre Lebensenergie in die Zentren nach oben zu ziehen, die Sie aktiviert und mit mehr Energie gefüllt haben möchten. Mit Hilfe dieses Prozesses wird die Nutzung Ihres gesamten Potentials möglich, und die Energie wird nicht länger an der Basis festgehalten. Die Trillium-Blütenessenz wird benötigt, wenn Sie das Gefühl haben, um Ihr Überleben kämpfen zu müssen und deshalb krampfhaft alle Ihre Kräfte sammeln, um sich materielle Sicherheit zu schaffen, Ihre Macht zu entwickeln und diese gegen andere einzusetzen, die Sie auf Ihrem Weg nach mehr Besitz und Einfluß bremsen könnten. Ihr Blickfeld konzentriert sich nur auf Ihre Person und deren Abgrenzung und Absicherung. Ihre Außenwelt nehmen Sie nur insofern wahr, als sie Sie von Ihrem begierigen Streben nach Reichtum, Macht und rein körperlichem Ausleben Ihrer Sexenergie abhalten könnte und deshalb bekämpft werden muß. Die Blütenessenz öffnet Ihnen die Augen, daß Sie als Teil, wie Ihre Mitmenschen auch, in das kosmische Ganze eingebunden sind und fördert gleichzeitig, daß anstelle der Überaktivierung Ihrer unteren beiden Chakras ein Aufsteigen der Lebenskraft in die höheren Zentren möglich wird.

Affirmation: Ich bin bereit, mich meiner gefühlsmäßigen und geistigen Ebene zu öffnen.

Ätherische Öle zur Unterstützung: Rose, Geranie, Salbei, Pfefferminze.

Astrologische Entsprechungen: Betonung des zweiten Hauses-Stier, oder Pluto im zweiten oder zehnten Haus, oder starke Betonung des achten Hauses.

68. TRUMPET VINE
(Campis tagliabuana – Trompetenwein)

Die Pflanze

Der *Trompetenwein* gehört zu der Familie der Begoniengewächse. Er ist eine Kletterpflanze. Die trompetenförmigen Blüten bestehen aus einem zweispaltigen Kelch und einer rot-orange gefärbten Krone.

Die Blütenessenz

Thema: Verbaler Selbstausdruck.

Grundursache: Mangel an Selbstvertrauen; Ängstlichkeit; Blockade im Hals-Zentrum.

Die Trumpet Vine-Blütenessenz gibt Ihnen das Selbstbewußtsein und die Sicherheit, die Sie brauchen, um sich auf verbaler Ebene im vollen Ausdruck Ihrer Persönlichkeit zu zeigen. Voraussetzung für diese freie verbale Selbstdarstellung ist Angstfreiheit. Sie sind sich vielleicht Ihres Wissens und Ihrer Einsichten bewußt, spüren auch das Bedürfnis, diese in der Kommunikation mit anderen verlauten zu lassen und fühlen aber auch gleichzeitig die Blockade im Hals und die Angst, dies auch tatsächlich zu tun. Diese Angst wird dann oft kompensiert, indem Sie entweder sehr viele oberflächliche Unterhaltungen führen, die Sie in Ihrem Zentrum gar nicht berühren, oder indem Sie die verbale Ebene allgemein als nutzlos, zu intellektuell und nicht tiefgehend genug bezeichnen, so daß Sie sich darauf nicht einlassen wollen und lieber still und zurückhaltend bleiben. In beiden Fällen nutzen Sie die Möglichkeit des verbalen Austausches nicht in der für Sie und Ihre Mitmenschen optimalen Weise, da dieser eigentlich zum für alle verständlichen Ausdruck Ihrer Persönlichkeit, Ihrer innersten Gedanken und Bedürfnisse und Ihrer Erkenntnisse dienen soll. Die Kommunikation ist der Verbindungssteg zwischen Ihrem Innen- und Außenleben und macht in unserer Gesellschaft zwischenmenschliche Beziehungen erst möglich, da bei uns die Orientierung nach wie vor auf die intellektuelle Ebene konzentriert ist. Sie können sich erst dann völlig frei und ungezwungen verbal ausdrücken, wenn Sie erkannt haben, wie stark und unbesiegbar die totale Ehrlichkeit und Aufrichtigkeit macht und man Ihnen nur schaden kann, wenn Ihre Sprache nicht im Einklang mit Ihrem inneren Wesen steht. Die Trumpet Vine-Blütenessenz läßt Sie voller Selbstvertrauen, Selbstliebe und Selbstachtung in die Kommunikation gehen und schafft eine Einheit zwischen Ihrer inneren Erfahrungswelt und deren Ausdruck gegenüber der Außenwelt.

Affirmation: Ich stelle mich aktiv und selbstsicher in Gesprächen dar.

Ätherische Öle zur Unterstützung: Salbei, Jasmin, Rosmarin.

Astrologische Entsprechungen: Merkur-drittes Haus/Saturn-Konstellation.

69. VIOLET
(Viola adunca – Veilchen)

Die Pflanze

Diese *Veilchen*-Art wächst bevorzugt an schattigen, kühlen Plätzen im Wald oder Garten. Sie trägt blau-violette, duftende Blüten.

Die Blütenessenz

Thema: Offenheit und Individualität in der Gruppe.

Grundursache: Mangel an Selbstvertrauen, um sich zu öffnen; zu starke Offenheit und damit Individualitätsverlust in Gruppen.

Die Violet-Blütenessenz entwickelt die Fähigkeit, sich offen und selbstverständlich anderen gegenüber zu zeigen, ohne daß Sie Ihre Persönlichkeit verlieren und ganz in eine Gruppe aufgehen. Sie sind eher zurückhaltend und schüchtern, wenn Sie sich im Kreis Ihrer Bekannten und Freunde bewegen, und es fällt Ihnen schwer, Ihr Selbst und Ihre Individualität im Beisein anderer so stark zu spüren und auszudrücken, wie Sie es gerne möchten. Sie fühlen sich überfordert, sich unter der Aufmerksamkeit einer größeren Menschenmenge zu äußern, darzustellen und Ihre Energie mit anderen zu teilen. Entweder Sie haben Angst, nicht positiv von der Gruppe aufgenommen zu werden, üben sich in falscher Bescheidenheit und halten sich vollkommen zurück aus mangelnder Selbstsicherheit; oder Sie spüren die Gefahr der zu starken Anpassung an Ihre Mitmenschen, wenn Sie sich mehr öffnen und befürchten, in dem ganzen Energiestrudel der Außenwelt aufzugehen, ohne Ihre eigene Persönlichkeit genügend eingebracht und dargestellt zu haben. In beiden Fällen ist der Kontakt zu Ihrer Mitte und zu Ihren Fähigkeiten zu schwach, so daß Sie sich lieber zurücknehmen und andere reden und handeln lassen, ohne selbst aktiv am Gruppengeschehen teilzunehmen. Dadurch sitzen Sie aber auf Ihrer Energie und werden immer angespannter, was die Blockade gegenüber Ihrer Außenwelt noch verstärkt. Die Violet-Blütenessenz läßt Sie mehr in Verbindung mit Ihrem Zentrum kommen, Ihr Selbstvertrauen anwachsen und dieser gefestigte Zustand bleibt auch bei der Anwesenheit anderer starker Charaktere in Ihrer Umgebung erhalten.

Affirmation: Ich gehe offen und in vollem Selbstbewußtsein auf andere zu.

Ätherische Öle zur Unterstützung: Wacholder, Sandelholz, Basilikum.

Astrologische Entsprechungen: Saturn oder Neptun im elften Haus.

70. YARROW
(Achillea millefolium – Schafgarbe)

Die Pflanze

Die Beschreibung der *Schafgarbe* findet sich schon unter der Pink Yarrow-Blütenessenz, nur daß es sich hier um weiße Blüten handelt.

Die Blütenessenz

Thema: Aurastärkung.

Grundursache: Hohe Empfänglichkeit, besonders für negative Schwingungen.

Die Yarrow-Blütenessenz stärkt Ihren feinstofflichen Körper, so daß Sie zwar offen, aber nicht übertrieben aufsaugend gegenüber Ihrer Umgebung sind. Sind die Chakras aktiviert und gereinigt, so entsteht ein notwendiger Druck im gesamten Ätherkörper, und es findet ein harmonischer Austausch zwischen den einzelnen Energieebenen statt. Auf diese Weise kann Ihr gesamter feinstofflicher Körper zwar in energetischem Kontakt mit Ihrer Umwelt stehen, bietet aber gleichzeitig auch einen Schutz vor zu großer Aufnahmefähigkeit. Ist das Energiefeld um Ihren physischen Körper nicht stark genug ausgebildet, nehmen Sie zu leicht die Schwingungen Ihrer Umgebung in Ihr Wesen auf, was sich besonders schädlich auswirkt, wenn es sich um negative Denkweisen oder Gefühle handelt. Auf diese Weise verschmutzen Sie ständig Ihren eigenen Energiebereich, und es fällt Ihnen schwer, aus Ihrer Mitte heraus zu handeln, da Sie in dem Sog der Emotionen und Gedanken Ihrer Umgebung mitgezogen werden. Ihre hohe Sensibilität macht Sie wesentlich verletzbarer, da Sie aufgrund der Beeindruckbarkeit durch Außenreize gar nicht mehr richtig Ihre eigene Persönlichkeit und Ihr Selbstbewußtsein entwickeln können. Die Yarrow-Blütenessenz schafft in diesem Zustand eine Kräftigung Ihrer Aura, macht Ihnen Negativität bewußt und schützt Sie so vor übermäßiger Empfänglichkeit für Außenschwingungen. Sie sind wieder mehr gesammelt und in Ihrer Mitte und erkennen die Möglichkeit, durch Ausbildung einer starken eigenen positiven Kraft vor dem Überwältigtsein durch negative Außenreize sicher zu sein.

Affirmation: Ich spüre die Kraft meines inneren Lichtes.

Ätherische Öle zur Unterstützung: Kampfer, Wacholder, Eukalyptus.

Astrologische Entsprechungen: starke Neptun-zwölftes Haus-Betonung.

71. YERBA SANTA
(Eriodictyon californicum – Heiliges Kraut)

Die Pflanze

Das *Heilige Kraut* gehört zu der Familie der Wasserblattgewächse. Sein Strauch erreicht eine Höhe von 50 bis 250 cm. Es wächst auf den Trockenhängen Kaliforniens bis hin zu Nordmexiko. Die getrockneten Blätter dienten schon der indianischen Urbevölkerung als Tee und werden noch heute in der Heilkunde genutzt.

Die Blütenessenz

Thema: Gefühlsmäßige Entspannung.

Grundursache: Festhalten an schlechten gefühlsmäßigen Erfahrungen, dadurch verschlossenes Herz-Chakra.

Die Yerba Santa-Blütenessenz hat eine lösende Wirkung auf Ihre Gefühlsblockaden. Schlechte Erfahrungen im Gefühlsbereich, die nicht verarbeitet werden, sondern ins Unbewußte verdrängt werden, haben zur Folge, daß das Herz-Zentrum nicht mehr voll aktiviert und funktionsfähig ist und eine emotionale Aufnahme- und Abgabesperre entsteht. Der unterdrückte Schmerz und die Trauer sind weiterhin in Ihrem Wesen verankert und machen sich unterschwellig in depressiven und melancholischen Stimmungen bemerkbar. Werden immer mehr negative Gefühle ins Unterbewußte verbannt, wird sich diese verdrängte Energie auch in

Form von organischen Manifestationen im Herz- und Atembereich zeigen. Die nach innen gewandte Trauer und Verletztheit bewirkt eine Energieblockade, die nicht nur vor weiteren emotionalen Angriffen schützt, sondern auch die Aufnahme von Licht, Liebe und Freude schwierig macht. Das angelegte Energiepotential im Gefühlsbereich kann nicht voll genutzt und zur Entfaltung gebracht werden. Stattdessen macht sich eine immer wiederkehrende unerklärliche Schwermut breit und ein Anschluß an den Lebensfluß mit vollem emotionalen Engagement ist unmöglich. Die Anspannung im Herzbereich wird immer stärker und das Empfinden von echter, tiefer Freude am Leben immer schwieriger. Die Yerba Santa-Blütenessenz hilft, diese emotionalen Spannungen zu lösen und das Herz-Chakra somit wieder zu reinigen und von seiner Beengtheit zu befreien. Es fällt Ihnen leichter, die verdrängten Gefühle, besonders Traurigkeit und Schmerz, an die Oberfläche gelangen zu lassen, zu verarbeiten und dabei deren tieferen Sinn zu erkennen. Ihr Herz-Zentrum wird wieder entspannt und offen für einen gefühlsmäßigen Austausch.

Affirmation: Ich lasse meine verdrängten Gefühle los und öffne mein Herz.

Ätherische Öle zur Unterstützung: Rose, Rosenholz, Neroli.

Astrologische Entsprechungen: Mond-viertes Haus/Saturn-Betonung.

72. ZINNIA
(Zinnia elegans – Zinie)

Die Pflanze

Diese *Zinien*-Art wird 30 bis 100 cm hoch und hat steife, kurz behaarte Stengel. Die Blütenkörbchen sind 5 bis 12 cm breit. Bei der ursprünglichen Art sind die Röhrenblüten gelb und die Zungenblüten violett gefärbt. Es existieren inzwischen jedoch auch Gartenformen in verschiedenen anderen Farben.

Die Blütenessenz

Thema: Kindliches Wesen.

Grundursache: zu frühe Übernahme von Verantwortung und Verpflichtungen im Kindesalter.

Die Zinnia-Blütenessenz bringt Sie in Kontakt mit Ihrem inneren Kind und mit der Fähigkeit, das Leben mit kindlichen, unschuldigen Augen zu betrachten. Sie nimmt dafür von der Strenge und Ernsthaftigkeit, die die Folge von zu frühem Erwachsenwerden ist. Wird ein Kind schon sehr früh mit Situationen konfrontiert, die es über seine Kräfte hinaus alleine bewältigen muß oder werden schon früh hohe Erwartungen gestellt und verantwortungsbewußte Tätigkeiten abverlangt, hat das Spielerische und die unschuldige Offenheit, die normalerweise ein Kind auszeichnet, nicht die Möglichkeit, sich zu entfalten. Sie waren vielleicht schon früh auf sich selbst gestellt und kamen dabei zu dem Schluß, sich nur auf sich selbst verlassen zu können. Diese schwere Bürde, in zu jungen Jahren übernommen, führt zwangsläufig zu Ernsthaftigkeit, starker Selbstdisziplin und einer vernunftgebundenen Lebensweise, da Sie einfach nicht die Chance hatten, sich fallenzulassen und auf Ihre Umgebung zu vertrauen, wie es für ein Kind eigentlich selbstverständlich sein sollte. Es fällt Ihnen schwer, ziel- und richtungslos Ihre Energie fließen zu lassen und nicht nur Ihren hohen Ansprüchen, die Sie von Ihren Eltern und der Gesellschaft für sich übernommen haben, zu folgen. Die Zinnia-Blütenessenz weckt das Kind in Ihnen, löst die innere Starre und gibt Ihnen mehr Humor und Freude, zu leben und zu lachen. Ihre ernste Einstellung sich selbst und dem Leben gegenüber wird aufgebrochen, und Sie können mit mehr Entspannung, Vertrauen und Spontanität Ihren Weg gehen.

Affirmation: Ich nehme spontan und spielerisch am Leben teil.

Ätherische Öle zur Unterstützung: Bergamotte, Lavendel, Salbei.

Astrologische Entsprechungen: Sonne-fünftes Haus/Saturn-Konstellation.

Die praktische Anwendung der Blütenessenzen

1. Gesprächsdiagnose

Die Gesprächsdiagnose ist die klassische Methode, um herauszufinden, in welchem inneren Zustand Sie sich gerade befinden und
welche Blütenessenzen sich für Sie eignen. Sie wird durch Heil-
praktiker oder andere erfahrene, naturheilkundliche Menschen
durchgeführt. In dem Gespräch werden Sie sich selbst bewußter
darüber, an welcher Stelle Sie den Lebensfluß blockieren und
sich Ihrem spirituellen Wachstum entgegenstellen. Der erfahrene
Zuhörer erkennt schnell, mit welchen Essenzen Sie wieder Anschluß an Ihr höheres Selbst finden und Ihre Persönlichkeit weiter entfalten und transformieren können.

2. Auswahl durch andere Methoden

Eine sehr einfache Möglichkeit, um aus dem direkten Kontakt
des Unterbewußtseins mit den Essenzen die richtige Auswahl zu
treffen, ist die folgende: Legen Sie die Blütenessenzen vor sich
auf einen niedrigen Tisch. Setzen Sie sich bequem davor, so daß
Ihre Hände entspannt über die Blütenessenzen gehalten werden
können. Atmen Sie nun tief durch die Nase ein und aus, und spüren Sie die entstehende innere Ruhe und Entspannung. Wenn Sie
in einem stillen, meditativen Zustand sind, schütteln Sie kurz
Ihre linke Hand aus und bewegen Sie sie bei geschlossenen Augen
langsam über die einzelnen Fläschchen. Wenn Sie das Gefühl ha-

ben, daß Sie eine Essenz besonders anzieht, öffnen Sie die Augen und greifen sich diese Essenz heraus. Gehen Sie wieder nach innen und wiederholen Sie diesen Vorgang, bei dem Sie weiterhin tief atmen und spüren, wie Sie rein aus dem Unterbewußtsein heraus, ohne Einbringung einer anderen Ebene, die richtige Auswahl treffen. Am besten wählen Sie nicht mehr als vier, höchstens sechs Essenzen aus. Je weniger Blütenessenzen Sie kombinieren, um so besser und wirkungsvoller. Sie können sich auch vor jedem "Auswählen" auf eine bestimmte Problematik, die Sie im Moment besonders beschäftigt und einschränkt, konzentrieren und dann speziell dafür eine Essenz nehmen. Ansonsten gehen Sie ohne bestimmte Absicht tief nach innen und lassen Ihre Hand, ohne bewußt auf sie einzuwirken, ziehen. Sie können sich auch zweiundsiebzig Karten aus dünnem Karton (gibt es in allen Farben als große Bögen zu kaufen) selbst herstellen und auf jede den Namen und/oder eine Zeichnung einer Blütenessenz abbilden. Diese Karten sind leicht auszulegen und können genauso zur Auswahl genutzt werden, wie die einzelnen Essenzfläschchen selbst. Auf diese Weise sind Sie in der Lage, ohne fremde Hilfe und ohne Einschaltung der intellektuellen Ebene zu der sicher richtigen Kombination der benötigten Blütenessenzen zu kommen.

Weitere Möglichkeiten zur Auswahl sind die Kinesiologie und feinstoffliche Diagnoseverfahren, die zur Medikamententestung einsetzbar sind.

Es besteht nicht die Gefahr, eine „falsche" Blütenessenz einzunehmen. Da die Essenz der gesunden, positiven Schwingung der Energiepotentiale entspricht, hat die Aufnahme einer Essenz, deren zugehöriges Potential schon bzw. noch in der richtigen, harmonischen Frequenz schwingt, einfach keine Wirkung. Deshalb sind die Blütenessenzen völlig ungefährlich und unschädlich.

3. Wie werden die Blütenessenzen eingenommen?

In den „stockbottles" befinden sich potenzierte Konzentrate der Blütenessenz, die immer verdünnt werden müssen. Nehmen Sie sich dafür am besten eine 30 oder 50 ml-Tropfflasche mit Pipette, und geben Sie eine Mischung aus Alkohol oder Obstessig zu einem Teil und einem stillen Quellwasser zu drei Teilen in diese Flasche. Der Alkohol bzw. Obstessig ist wichtig, um die Haltbarkeit des Gemisches sicherzustellen. Hierzu geben Sie dann auf je 10 ml jeweils einen Tropfen der „stockbottle", d. h. bei einer 30 ml-Flasche drei und bei der 50 ml-Flasche fünf Tropfen, ohne die Pipette der „stockbottle" mit der Flasche in Kontakt zu bringen. Diese Mischung schütteln Sie etwas durch und Ihre Einnahmeflasche ist fertig. Normalerweise werden nun viermal täglich je vier Tropfen aus dieser Einnahmeflasche auf die Zunge getropft, wenn möglich ohne mit dem Speichel in Berührung zu kommen, etwas im Mund behalten und dann geschluckt. Es ist sinnvoll, dies morgens nüchtern, dann nach dem Mittagessen, einmal nachmittags und zuletzt nach dem Zähneputzen vor dem Schlafengehen zu tun. Achten Sie darauf, nicht sofort nach der Einnahme zu essen, zu trinken oder die Zähne zu putzen, da dies die Wirkung einschränkt, und gestalten Sie am besten ein kleines Ritual daraus, indem Sie sich jedesmal wieder bewußt machen, welche Essenzen Sie jetzt gerade einnehmen und vorher kurz zur Ruhe kommen und in sich gehen.

Für die äußerliche Anwendung ist außerdem eine „Self-Heal-Creme" erhältlich, in die zu der schon enthaltenen „Self-Heal-Blütenessenz" weitere individuell gewählte Essenzen gegeben werden können.

V.

Bezugsadressen für die Kalifornischen Blütenessenzen

Die Kalifornischen Blütenessenzen sind inzwischen als ausländische Heilmittel anerkannt und können deshalb nur in Apotheken bezogen werden.

Hier nun einige Beispiele von deutschen Apotheken, über die dies möglich ist:

Mühlen Apotheke · Hauptstr. 12 · 2161 Fredenbeck
Schloß Apotheke · Schloßallee 4–6 · 4330 Mülheim
Tannen Apotheke · Paulusplatz 13 · 5300 Bonn
Adler Apotheke · Telegrafenstr. 32 · 5483 Bad Neuenahr
See-Apotheke am Ketsch · Seestr. 53 · 6834 Ketsch
Sonnen Apotheke · Baslerstr. 13 · 7800 Freiburg
Marien Apotheke · Hauptstr. 13 · 7925 Dischingen
Klösterl Apotheke · Waltherstr. 32 · 8000 München 2
Schützen Apotheke · Schützenstr. 5 · 8000 München 2
Diana Apotheke St. · Magnusstr. 30 · 8000 München 90
Salvator Apotheke · St. Bonifazius Str. 5 · 8000 München 90
Rathaus Apotheke · Pütrichstr. 4 · 8120 Weilheim
Marien Apotheke · Naturfreundestr. 40 · 8164 Hausham
Riedersche A. Apoth. · Ludwigsplatz 21 · 8200 Rosenheim
Sonnen Apotheke · Graslitzerstr. 35 · 8264 Waldkraiburg
Stadtapotheke · Dollingerstr. 6 · 8423 Abensberg
Augusta Apotheke · Bahnhofstr. 29 · 8900 Augsburg
Hofapotheke St. Afra · Hoher Weg 11 · 8900 Augsburg
Antonius Apotheke · Immenstädter Str. 44 · 8960 Kempten/Allgäu
Apotheke im Oberösch · Im Oberösch 2 · 8960 Kempten/Allgäu

VI.

Therapievorschläge

Zum Schluß folgt nun in alphabetischer Reihenfolge eine Auflistung von geistigen, emotionalen und physischen Erkrankungszuständen und Vorschlägen, mit welchen Blütenessenzen in diesen Fällen gearbeitet werden kann. Dabei muß man sich stets vor Augen halten, daß jeder Mensch ein Individuum ist, bei dem die Ursachen der inneren Kämpfe und Leiden und vor allem der Manifestationen im körperlichen Bereich unterschiedlichster Natur sein können. Bei physischen Erkrankungen gilt nochmals der Hinweis, daß die Blütenessenzen unterstützend zur Bewußtwerdung der Krankheitsursache und deren Auflösung beitragen können, jedoch nicht als Allheilmittel betrachtet werden sollen. Die Blütentherapie kann in jedem Fall in Verbindung mit allen anderen Heilmethoden angewendet werden und ruft keinerlei Nebenwirkungen hervor.

A

Aggression, Ärger
Black-eyed Susan, Chaparral, Dandelion, Fuchsia, Golden Ear Drops, Scarlet Monkeyflower

Allergien
Chamomile, Chaparral, Dill, Fuchsia, Garlic, Manzanita, Pink Yarrow, Self-Heal, Yarrow

Angst

Arnica, Black-eyed Susan, Dogwood, Fuchsia, Garlic, Goldenrod, Mallow, Mountain Pride, Penstemon, Sticky Monkeyflower, St. John's Wort, Sweet Pea, Trumpet Vine, Violet

Anspannung, innere

Black-eyed Susan, Chamomile, Dandelion, Dill, Dogwood, Fuchsia, Garlic, Lavender, Oregon Grape, Scarlet Monkeyflower, Sticky Monkeyflower, Yerba Santa

Antriebslosigkeit

Borage, California Wild Rose, Cayenne, Indian Paintbrush, Iris, Morning Glory, Nasturtium, Scotch Broom, Sunflower, Tansy

Atembeschwerden/Asthma

Black-eyed Susan, Dandelion, Dogwood, Golden Ear Drops, Mariposa Lily, Quince, Scarlet Monkeyflower, Self-Heal, Star Tulip, Yerba Santa

Außenorientiertheit

Buttercup, California Poppy, Dill, Goldenrod, Indian Pink, Lotus, Madia, Mountain Pennyroyal, Mullein, Red Clover, Sagebrush, Star Tulip, Violet

Außerkörperliche Erfahrungen

Manzanita, Mugwort, St. John's Wort, Shooting Star

Autoritätskonflikte

Buttercup, Golden Ear Drops, Saguaro, Scarlet Monkeyflower, Sweet Pea

B

Beeinflußbarkeit
Buttercup, Corn, Indian Pink, Madia, Mountain Pennyroyal, Mullein, Mugwort, Pink Yarrow, Red Clover, St. John's Wort, Violet, Yarrow

Bequemlichkeit
California Wild Rose, Morning Glory, Tansy

Bewußtseinserweiterung, für
Black-eyed Susan, California Pitcher Plant, California Poppy, Chaparral, Dandelion, Deer Brush, Fuchsia, Golden Ear Drops, Hound's Tongue, Lotus, Mugwort, Scarlet Monkeyflower, Star Tulip, Trillium

Beziehungsprobleme
– in der Partnerschaft
Basil, Black-eyed Susan, Bleeding Heart, Borage, Calendula, Dandelion, Deer Brush, Dogwood, Fuchsia, Golden Ear Drops, Mariposa Lily, Oregon Grape, Pink Yarrow, Pomegranate, Quince, Scarlet Monkeyflower, Star Thistle, Star Tulip, Sticky Monkeyflower, Trumpet Vine, Yarrow, Yerba Santa
– in der Gruppe
Black-eyed Susan, Buttercup, Calendula, Deer Brush, Dogwood, Golden Ear Drops, Goldenrod, Larkspur, Mallow, Oregon Grape, Pink Yarrow, Quaking Grass, Sagebrush, Saguaro, Sweet Pea, Tiger Lily, Trillium, Trumpet Vine, Violet

Bindungsängste
Black-eyed Susan, Chaparral, Dandelion, Deer Brush, Dogwood, Fuchsia, Golden Ear Drops, Mallow, Mariposa Lily, Oregon Grape, Quince, Scarlet Monkeyflower, Yerba Santa

D

Depressionen
Borage, Buttercup, California Wild Rose, Cayenne, Dandelion, Dogwood, Fuchsia, Garlic, Golden Ear Drops, Indian Paintbrush, Morning Glory, Penstemon, Scotch Broom, Self-Heal, Shooting Star, Tansy, Violet

Durchhaltevermögen, Mangel an
Blackberry, Borage, Filaree, Garlic, Indian Paintbrush, Mountain Pride, Mullein, Penstemon, Red Clover, Scotch Broom, Sunflower, Tansy

E

Eifersucht
Black-eyed Susan, Bleeding Heart, Chamomile, Chaparral, Dandelion, Deer Brush, Dogwood, Fuchsia, Golden Ear Drops, Oregon Grape, Scarlet Monkeyflower

Egoismus
Deer Brush, Larkspur, Quaking Grass, Tiger Lily, Trillium

Einsamkeit
Bleeding Heart, Buttercup, California Wild Rose, Dogwood, Mallow, Oregon Grape, Quince, Shooting Star, Sweet Pea, Violet

Erdverbundenheit
- Mangel an

Basil, Blackberry, California Poppy, Corn, Filaree, Indian Pink, Manzanita, Nasturtium, Red Clover, St. John's Wort, Shooting Star,
- zuviel an

Hound's Tongue, Indian Paintbrush, Lotus, Star Thistle, Star Tulip, Trillium, Zinnia

Erschöpfung
- emotionale

Black-eyed Susan, Bleeding Heart, Borage, Chaparral, Quince, Yerba Santa
- körperliche

Aloe vera, Garlic, Morning Glory
- mentale

Madia, Nasturtium, Peppermint, Rabbitbrush, Shasta Daisy
- nervöse

Garlic, Lavender
- in bezug auf Kreativität

Aloe vera, Indian Paintbrush, Iris

F
Freundschaften, Öffnung für
Bleeding Heart, Cayenne, Deer Brush, Dogwood, Goldenrod, Mallow, Oregon Grape, Quince, Violet

179

Führungsfähigkeit, Entwicklung von
Buttercup, Larkspur, Quaking Grass, Shasta Daisy, Tiger Lily, Trillium

Frustration
Black-eyed Susan, Borage, Buttercup, Cayenne, Morning Glory, Mountain Pride, Penstemon, Sagebrush, Scotch Broom

G

Geborgenheitsgefühl, Mangel an
Bleeding Heart, Dogwood, Garlic, Golden Ear Drops, Mallow, Mariposa Lily, Oregon Grape, Quince, St. John's Wort, Shooting Star, Sweet Pea

Gedächtnisschwäche
Indian Pink, Madia, Peppermint, Shasta Daisy

Gefühlsunterdrückung
Black-eyed Susan, Chaparral, Dandelion, Deer Brush, Dogwood, Fuchsia, Golden Ear Drops, Hound's Tongue, Mariposa Lily, Nasturtium, Oregon Grape, Quince, Scarlet Monkeyflower, Star Tulip, Trillium, Yerba Santa

Geistige Unklarheit
Filaree, Indian Pin, Madia, Mountain Pennyroyal, Peppermint, Rabbitbrush, Shasta Daisy

Geiz
Hound's Tongue, Star Thistle, Trillium

Gemeinschaftssinn, Mangel an
Hound's Tongue, Quaking Grass, Shooting Star, Tiger Lily, Trillium

Gewohnheitsmensch
California Wild Rose, Cayenne, Hound's Tongue, Indian Paintbrush, Iris, Lotus, Morning Glory, Sagebrush, Tansy

Gleichgültigkeit
California Wild Rose, Cayenne, Lotus, Morning Glory

Gruppenverhalten
siehe Beziehungsprobleme in der Gruppe

H

Habgier
Hound's Tongue, Star Thistle, Trillium

Härte
- gegenüber sich selbst
Aloe vera, Chamomile, Larkspur, Lavender, Quince, Zinnia
- gegenüber anderen
Chamomile, Dogwood, Larkspur, Oregon Grape, Quaking Grass, Tiger Lily, Trillium

Haßgefühle
Black-eyed Susan, Chaparral, Dandelion, Deer Brush, Dogwood, Fuchsia, Golden Ear Drops, Mariposa Lily, Quince, Scarlet Monkeyflower, Yerba Santa

Hautprobleme
Self-Heal-cream, Self-Heal, Black-eyed Susan, Buttercup, Dandelion, Dogwood, Fuchsia, Golden Ear Drops, Goldenrod, Mallow, Nasturtium, Scarlet und Sticky Monkeyflower (bei Juckreiz), Sunflower, Trumpet Vine, Violet, Yarrow, Yerba Santa

Herrschsucht
Black-eyed Susan, Fuchsia, Hound's Tongue, Larkspur, Quaking Grass, Quince, Scarlet Monkeyflower, Star Thistle, Star Tulip, Tiger Lily, Trillium

Herz-Chakra
Aloe vera, Bleeding Heart, Borage, Dandelion, Deer Brush, Dogwood, Fuchsia, Golden Ear Drops, Mallow, Mariposa Lily, Oregon Grape, Quince, Scarlet Monkeyflower, Star Tulip, Yerba Santa

Hilflosigkeit
Buttercup, Golden Ear Drops, Mountain Pride, Penstemon, Sunflower

I
Infektionsanfälligkeit
Chamomile, Chaparral, Dill, Garlic, Pink Yarrow, Self-Heal, Yarrow

Informationsüberflutung
Chamomile, Corn, Dill, Filaree, Madia, Rabbitbrush, Shasta Daisy

Instinktives Verhalten, Mangel an
California Pitcher Plant

Intellektuelle Überbetonung
Blackberry, Basil, Calendula, California Pitcher Plant, Lotus, Manzanita, Nasturtium, Quince, Star Tulip

Intuition, Förderung der
Hound's Tongue, Iris, Lotus, Mountain Pennyroyal, Mullein, Nasturtium, Peppermint, Rabbitbrush, Star Tulip

Introversion
Calendula, Mallow, Quince, Trumpet Vine, Violet

K
Kehl-Chakra
Calendula, Trumpet Vine

Kindheitserfahrungen, Verarbeitung
Black-eyed Susan, Buttercup, Chaparral, Dogwood, Fuchsia, Golden Ear Drops, Mariposa Lily, Saguaro, Scarlet Monkeyflower, Sunflower, Yerba Santa, Zinnia

Kontaktarmut
Bleeding Heart, Deer Brush, Dogwood, Golden Ear Drops, Mallow, Quince, Shooting Star, Trumpet Vine, Violet

Kopfschmerzen
Dandelion, Lavender, Nasturtium, Peppermint, Scarlet Monkeyflower, Self-Heal

Körperliebe
Dandelion, Manzanita, Morning Glory, Nasturtium

Konzentrationsschwäche
Indian Pink, Madia, Peppermint

Kreativität, Mangel an
Borage, Buttercup, Indian Paintbrush, Iris, Sunflower

L

Lebensfreude, Mangel an
Borage, California Wild Rose, Indian Paintbrush, Iris, Morning Glory, Nasturtium, Sagebrush, Scotch Broom, Sunflower, Zinnia

Liebe
- Festhalten in der Liebe
Bleeding Heart, Deer Brush, Dogwood, Golden Ear Drops
- Liebeskummer
Bleeding Heart, Borage
- Liebesfähigkeit
Bleeding Heart, Dandelion, Dogwood, Quince, Yerba Santa

M

Machtstreben
Trillium

Männlichkeit
Mountain Pride, Sunflower

Magenempfindlichkeit
Chamomile, Garlic, Mariposa Lily, Self-Heal

Materialistische Einstellung
Hound's Tongue, Lotus, Morning Glory, Quince, Trillium

Minderwertigkeitsgefühle
Borage, Buttercup, Dogwood, Golden Ear Drops, Goldenrod, Indian Paintbrush, Mallow, Penstemon, Sagebrush, Sunflower, Sweet Pea, Violet

Mißtrauen
Bleeding Heart, Dogwood, Golden Ear Drops, Mariposa Lily, Oregon Grape, Quince, Saguaro

Motivationslosigkeit
Borage, California Wild Rose, Cayenne, Indian Paintbrush, Iris, Morning Glory, Scotch Broom, Tansy

Mutlosigkeit
Borage, Buttercup, Garlic, Goldenrod, Mallow, Mountain Pride, Penstemon, Sunflower, Violet

Mutter-Kind-Problematik
Golden Ear Drops, Mariposa Lily

N

Nabel-Chakra
Chamomile, Garlic

Negative Gefühle
Black-eyed Susan, Bleeding Heart, Chaparral, Dandelion, Deer Brush, Dogwood, Fuchsia, Golden Ear Drops, Oregon Grape, Quince, Scarlet Monkeyflower, Yerba Santa

Negative geistige Einstellung
Lotus, Morning Glory, Mountain Pennyroyal, Oregon Grape, Penstemon, Scotch Broom

Nervosität
Chamomile, Garlic, Lavender

O

Offenheit
- zu starke
Corn, Indian Pink, Madia, Pink Yarrow, Red Clover, St. John's Wort, Yarrow
- zu wenig
Calendula, Dogwood, Iris, Lotus, Mallow, Oregon Grape, Quince, Star Tulip, Sweet Pea, Violet, Yerba Santa

Ohnmacht
Arnica

P

Passivität
Blackberry, Borage, California Wild Rose, Cayenne, Garlic, Indian Paintbrush, Morning Glory, Mountain Pride, Scotch Broom, Sunflower, Tansy

Partnerschaftsprobleme
siehe Beziehungsprobleme

R

Reinigung
Chaparral, Deer Brush, Garlic, Golden Ear Drops, Morning Glory, Mountain Pennyroyal, Sagebrush, Self-Heal, Yarrow, Yerba Santa

Rücksichtslosigkeit
Tiger Lily, Trillium

S

Sakral-Chakra
Basil, Dandelion, Sticky Monkeyflower, Trillium

Scheitel-Chakra
Lotus

Schlaflosigkeit
Chamomile, Chaparral, Filaree, Lavender

Schock
Arnica

Schüchternheit
Buttercup, Mallow, Sweet Pea, Trumpet Vine, Violet

Schwächezustand
Aloe Vera, Borage, California Wild Rose, Garlic, Indian Paintbrush, Morning Glory, Mountain Pride, Penstemon, Tansy

Selbstbegrenzung
Buttercup, Hound's Tongue, Indian Paintbrush, Iris, Mullein, Penstemon, Sagebrush, Scotch Broom, Star Thistle

Selbstbezogenheit
Bleeding Heart, Hound's Tongue, Larkspur, Quaking Grass, Quince, Tiger Lily, Trillium

Selbstdarstellung, falsche
Buttercup, Goldenrod, Sagebrush, Trumpet Vine

Selbstentfremdung
California Pitcher Plant, California Poppy, California Wild Rose, Dill, Fuchsia, Goldenrod, Manzanita, Morning Glory, Mullein, Scotch Broom, Sagebrush, Shooting Star, Sunflower, Tansy

Selbstsicherheit, Mangel an
Buttercup, California Poppy, Garlic, Golden Ear Drops, Goldenrod, Indian Paintbrush, Mallow, Mountain Pride, Mullein, Penstemon, Sagebrush, Sunflower, Sweet Pea, Trumpet Vine, Violet

Selbstzerstörung
California Wild Rose, Hound's Tongue, Lotus, Manzanita, Morning Glory, Mountain Pennyroyal, Mountain Pride, Scarlet Monkeyflower, Scotch Broom, Self-Heal, Sunflower

Sexualität
Basil, Fuchsia, Manzanita, Scarlet Monkeyflower, Sticky Monkeyflower

Spiritualität, Mangel an
Hound's Tongue, Lotus, Tiger Lily, Trillium

Stirn-Chakra
Madia, Mountain Pennyroyal, Peppermint, Rabbitbrush, Shasta Daisy

Streß
Aloe Vera, Borage, Chamomile, Dandelion, Dill, Filaree, Garlic, Lavender, Mountain Pride, Penstemon, Red Clover, Shasta Daisy, Yerba Santa

Sprachschwierigkeiten
Calendula, Trumpet Vine

Suchtverhalten
California Poppy, California Wild Rose, Garlic, Manzanita, Morning Glory, Sagebrush, Scotch Broom, Self-Heal, Sunflower

T

Tatkraft, Mangel an
Blackberry, Borage, California Wild Rose, Cayenne, Garlic, Indian Paintbrush, Morning Glory, Mountain Pride, Nasturtium, Penstemon, Scotch Broom, Sunflower, Tansy

Träume
Chaparral, Mugwort, St. John's Wort

Trauma
Arnica, Dogwood, Golden Ear Drops, Self-Heal

U

Überaktivität
Chamomile, Dill, Lavender

Überblick, Mangel an
Dill, Filaree, Madia, Peppermint, Rabbitbrush, Shasta Daisy

Ungeduld
Chamomile, Lavender

Unentschlossenheit
Blackberry, Cayenne, Filaree, Mullein, Peppermint, Rabbitbrush, Shasta Daisy, Tansy

Unsicherheit
siehe Selbstsicherheit

V

Vaterbeziehung
Buttercup, Dogwood, Golden Ear Drops, Sagebrush, Saguaro,
Sunflower

Verbitterung
Black-eyed Susan, Scarlet Monkeyflower, Scotch Broom

Verdauungsbeschwerden
Black-eyed Susan, Chamomile, Fuchsia, Garlic, Golden Ear
Drops, Lavender, Scarlet Monkeyflower, Self-Heal

Vergeistigung
Blackberry, Basil, California Pitcher Plant, Manzanita, Nasturtium

Verschlossenheit
Dogwood, Fuchsia, Golden Ear Drops, Iris, Mallow, Oregon Grape, Quince, Scarlet Monkeyflower, Sticky Monkeyflower, Sweet Pea, Trumpet Vine, Violet, Zinnia

Verspannungen
Chamomile, Dandelion, Garlic, Lavender, Manzanita, Self-Heal, Yerba Santa

Verträumtheit
Blackberry, California Poppy, Indian Pink, Shooting Star

Vitalität, Mangel an
Blackberry, Borage, California Wild Rose, Cayenne, Morning Glory, Nasturtium, Scotch Broom, Sunflower, Tansy

W

Wandlungsfähigkeit, Mangel an
Black-eyed Susan, Buttercup, California Wild Rose, Cayenne, Chaparral, Golden Ear Drops, Iris, Morning Glory, Mullein, Sagebrush, Tansy

Weiblichkeit
Mariposa Lily, Pomegranate, Quince, Star Tulip

Widerstandskraft, Mangel an
Borage, California Wild Rose, Chaparral, Dill, Garlic, Manzanita, Morning Glory, Penstemon, Pink Yarrow, St. John's Wort, Self-Heal, Yarrow

Willenskraft, Mangel an
Blackberry, Borage, California Wild Rose, Cayenne, Penstemon, Pink Yarrow, Scotch Broom, Tansy, Yarrow

Wurzel-Chakra
Basil, California Pitcher Plant, Sticky Monkeyflower

Wut
Black-eyed Susan, Chamomile, Fuchsia, Golden Ear Drops, Scarlet Monkeyflower

Z

Zentriertheit, Mangel an
Corn, Dill, Filaree, Indian Pink, Madia, Red Clover, Shooting Star

Zerstreutheit
Dill, Filaree, Indian Pink, Madia, Shasta Daisy

Ziellosigkeit
Buttercup, California Poppy, California Wild Rose, Indian Pink, Morning Glory, Mullein, Tansy